LE

SARCOCÈLE SYPHILITIQUE

PAR

M. ROHMER

ANCIEN CHEF DE CLINIQUE A LA FACULTÉ DE MÉDECINE DE NANCY

PARIS

LIBRAIRIE J.-B. BAILLIÈRE ET FILS

19, rue Hautefeuille, près du boulevard Saint-Germain

—

1883

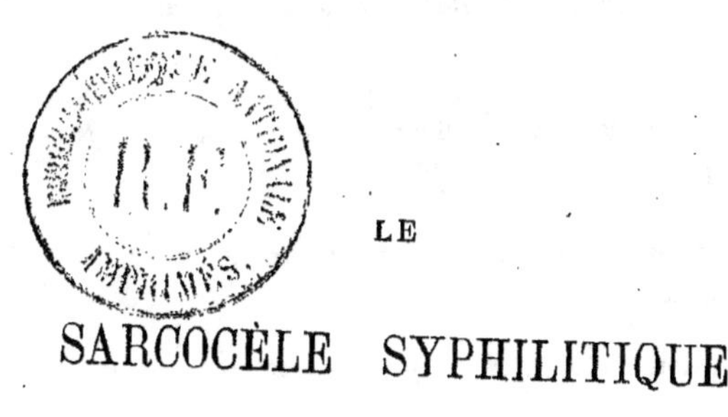

LE

SARCOCÈLE SYPHILITIQUE

LE
SARCOCÈLE SYPHILITIQUE

PAR

M. ROHMER

ANCIEN CHEF DE CLINIQUE A LA FACULTÉ DE MÉDECINE DE NANCY

———

PARIS

LIBRAIRIE J.-B. BAILLIÈRE ET FILS

19, rue Hautefeuille, près du boulevard Saint-Germain

—

1883.

INTRODUCTION

L'histoire du sarcocèle syphilitique n'est pas née d'hier : et malgré les nombreux documents parus sur la matière, une doctrine définitive est loin d'être étayée au sujet des diverses questions qui se rattachent à l'étude des lésions.

Depuis le dernier travail important paru sur ce sujet, il semblait qu'il n'y avait plus rien à ajouter à la description, si nette à chaque ligne, si exacte à chaque page, faite par M. Reclus dans sa monographie : « De la Syphilis du testicule (1) ; » et grand a été notre embarras au premier moment, lorsque nous essayâmes d'entreprendre à nouveau l'étude de la question du « Sarcocèle syphilitique » qui nous est échue par le sort.

Cependant, en reprenant les nombreux documents recueillis par M. Reclus ; en voyant les phases différentes par lesquelles a passé l'histoire de la maladie ; en compulsant les opinions émises sur sa nature ; en étudiant les descriptions anatomiques macroscopiques et microscopiques ; en comparant les types cliniques au processus histologique, tel qu'on le conçoit actuellement, surtout depuis les récentes recherches si consciencieuses de M. Malassez, nous pûmes nous convaincre que quelques lacunes restaient encore à combler, quelques désidérata à

(1) Paris, chez Masson, éditeur, 1882.

Ro.

1

remplir. Sans avoir la prétention d'être arrivé à parfaire dans sa totalité l'histoire du sarcocèle syphilitique, cependant nous avons essayé de mettre en lumière quelques-uns des points encore laissés dans l'ombre, mais surtout de donner une interprétation rationnelle et exacte des examens histologiques, et de les mettre en regard des types cliniques observés jusqu'alors. Et d'ailleurs, aujourd'hui encore, les auteurs les plus compétents diffèrent d'opinion, lorsqu'il s'agit d'adopter ces variétés cliniques : une question de doctrine importante s'y rattache; nous y reviendrons plus loin. Mais hâtons-nous d'ajouter que nous n'avons pas eu la prétention de trancher le litige.

Des faits nombreux et bien observés, des études détaillées ou longuement suivies au lit du malade, des observations corroborées autant que possible par l'examen microscopique : voilà ce qu'il faudrait pour se prononcer. Quant à nous, l'expérience nous faisant défaut, nous avons dû nous contenter d'étudier à nouveau les faits publiés par les auteurs, et de demander aux maîtres de la science le précieux concours de leurs observations et de leurs conseils.

Mis en regard de l'ouvrage de M. Reclus, notre travail devrait être un travail de critique; mais la critique est difficile quand l'œuvre est excellente; et en plus d'une page, nous avons été heureux d'emprunter à M. Reclus des idées qu'il n'était pas possible de rendre avec plus de clarté et d'élégance. Les divergences qui existent entre nous, apparaîtront au cours de cette étude : nous les signalerons au fur et à mesure qu'elles se présenteront.

LE

SARCOCÈLE SYPHILITIQUE

I

HISTORIQUE

Le mot sarcocèle (de σάρξ, chair, et κήλη, tumeur) signifiait primitivement toute tumeur développée dans les bourses, et était appliqué indistinctement à toutes les néoplasies nées aux dépens du testicule et de ses dépendances ; naturellement, les lésions syphilitiques étaient confondues avec toutes les autres, et ce n'est que fort tard qu'on les distingua d'avec les diverses tumeurs de la glande spermatique. Cette confusion, faite si longtemps, est justifiée d'un côté par le retentissement que bon nombre de lésions testiculaires et épididymaires exercent sur la vaginale ; et, de l'autre, par l'identité qu'on ne cessa d'établir pendant longtemps entre la vérole et la blennorrhagie ; l'une et l'autre maladie peuvent s'attaquer au testicule, quoique à des périodes différentes de leur évolution, et avec un appareil symptomatique différent aussi ; mais l'apparente ressemblance de l'orchite vérolique et de l'orchite blennorrhagique justifiait jusqu'à un certain point la confusion, alors que l'on croyait encore à la similitude de la syphilis et de l'uréthrite infectieuse. Une fois la différence des deux virus proclamée, leur action différente sur le testicule et les autres organes devait aussi être bientôt reconnue.

Déjà (1) Thierry de Héry et Ambroise Paré, et plus tard, Fabre, J. L. Petit et Astruc, avaient ébauché quelques recherches; mais les descriptions sont si vagues, qu'on ne regrette pas de les négliger.

Il faut en venir jusqu'au commencement de notre siècle, pour voir la syphilis testiculaire prendre rang dans la nosologie, et cela grâce aux travaux de Balfour, Swédiaur et Hernandez.

Puis Benjamin Bell, et à sa suite Petit-Radel, affirment nettement la distinction entre la syphilis et la gonorrhée, et séparent les orchites de l'une ou l'autre provenance; la vérole est froide et indolente dans ses manifestations testiculaires; dans la blennorrhagie, au contraire, les symptômes inflammatoires s'établissent plus bruyamment, et avertissent immédiatement le malade de leur présence; la douleur est souvent excessive.

Astley Cooper va plus avant dans l'étude de la symptomatologie, et il a déjà remarqué la suppuration possible et, d'après lui, affectant surtout l'albuginée et ses prolongements fibreux; la partie tubuleuse de l'organe serait épargnée, au moins dans la majorité des cas; de plus, quand une glande est engorgée, l'autre est disposée à participer à la maladie de la première, et le chirurgien anglais pense que dans la majorité des cas l'affection est bilatérale.

Dupuytren professe les mêmes opinions, mais il précise surtout le diagnostic, et insiste sur l'indolence singulière du testicule scléreux; il indique surtout « comme pathognomonique la disparition de l'engorgement de l'une des deux glandes et l'apparition d'une tumeur semblable de l'autre côté; si le malade déclare que le testicule, après avoir été six mois, un an, dix-huit mois affecté, est revenu à l'état normal, tandis que l'autre organe s'est pris, vous aurez la plus forte présomption en faveur de la nature vénérienne de l'affection. » Mais le plus grand mérite de Dupuytren, c'est d'avoir le premier indiqué le traitement antisyphilitique comme moyen de diagnostic d'avec

(1) Nous avons résumé en grande partie l'historique que M. Reclus a si magistralement exposé dans son ouvrage: *De la Syphilis du testicule;* nous y avons ajouté l'analyse des travaux récents parus depuis la publication du Mémoire de M. Reclus.

les tumeurs cancéreuses; la confusion est facile et fréquente, et plus d'un testicule, réputé cancéreux, a été enlevé, alors qu'il n'était que syphilitique. C'est une règle de conduite dont, aujourd'hui encore, le praticien ne peut se départir dans bien des cas.

Boyer en 1831, Roux en 1844, confondent le sarcocèle syphilitique, l'un avec le tubercule, l'autre avec le cancer du testicule; tubercule et syphilôme sont englobés sous le nom « d'engorgement », dont les antécédents du malade et le traitement mercuriel peuvent seuls faire reconnaître la nature.

Velpeau, dans le *Dictionnaire en trente*, accentue davantage la description des symptômes : le testicule est dur, contracté; il a perdu de sa souplesse; la surface de l'albuginée est épaisse, irrégulière et ridée; l'épididyme et le testicule ne se distinguent plus comme à l'état sain, et semblent même, dans certains cas, être complètement confondus. Bon nombre de traits essentiels font défaut dans ce tableau clinique.

En même temps, paraissait en Angleterre le livre de Curling; dans ce pays, la science n'était pas mieux faite que chez nous sur la question qui nous occupe. Curling décrit bien l'orchite syphilitique dans un chapitre spécial; mais auparavant, il a fait aussi l'histoire de l'orchite chronique, où l'on reconnaît à chaque ligne, pour ainsi dire, les caractères communs à la tuberculose et à la vérole testiculaires. Aussi le diagnostic est-il illusoire, et l'anatomie pathologique nous montre, dans une même étude, les dégénérescences scrofuleuses de la glande, sa sclérose et les productions gommeuses.

En France, au contraire, dit M. Reclus, des travaux remarquables éclairent la question d'un jour tout nouveau. Mais il se passe un fait étrange que nous avons retrouvé d'ailleurs dans l'histoire de la tuberculose. La doctrine saine, lors de son éclosion, s'altère, et cela non point d'une génération à l'autre, mais dans l'œuvre du même écrivain. Ricord, au début, reprend la tradition de Benjamin Bell et d'Astley Cooper, et la description du sarcocèle qu'il trace en 1840, nous semble rigoureusement exacte dans ses grandes divisions. Nous verrons comment, dès 1845, il abandonna son opinion première (Reclus).

Le sarcocèle, accident de la syphilis constitutionnelle, est si nous en croyons Ricord en 1840, sur la limite des manifestations secondaires et des manifestations tertiaires. « Il appartient aux tertiaires par la nature des tissus qu'il affecte ; il se rapproche des secondaires par l'époque de son apparition. Il revêt deux formes : l'une est caractérisée par l'épaississement de l'albuginée et de la charpente fibreuse de la glande ; l'autre, *dont la terminaison ordinaire est la fonte purulente, consiste dans le développement des gommes* au sein du testicule et de l'épididyme. On peut donner à la première variété le nom d'orchite syphilitique, ou mieux d'albuginite ; à la seconde, celui de gomme du testicule » (Reclus).

Ricord montre l'épaississement de l'albuginée dans l'orchite syphilitique, les indurations fibreuses qui se développent au milieu du parenchyme glandulaire. Astley Cooper avait déjà noté ces altérations ; mais le syphiliographe français insiste surtout sur les altérations de l'épididyme, sur ses petites bosselures, et fait parfaitement la distinction d'avec l'orchite blennorrhagique ; quelquefois même le canal déférent est pris ; la lésion peut être bilatérale ; elle reste indolore par elle-même, mais s'accompagne souvent de douleurs lombaires et intolérables.

Quant à la gomme, qu'elle « siège dans le corps même de l'organe, ou qu'elle soit située dans l'épaisseur de l'épididyme, la bosselure se prononce de plus en plus, devient de plus en plus irrégulière, finit par s'enflammer et suppurer ; elle constitue un petit abcès assez indolent, qui permet son élimination, et laisse à sa place un ulcère fistuleux, assez semblable à ceux qu'on observe à la suite de la fonte des tubercules. »

Voilà une opinion bien nettement exprimée au sujet de la suppuration de la gomme testiculaire ; comment expliquer l'opinion tout opposée qu'exprime Ricord cinq ans plus tard, quand il dit : « On peut formuler cette loi générale à laquelle aucun cas ne se dérobe : le testicule syphilitique ne suppure jamais ? » A partir de ce moment, l'opinion de Ricord est faite, elle persistera dans ses écrits ultérieurs : désormais les ulcérations du scrotum proviennent soit de la fonte d'un tubercule, soit d'une gomme des enveloppes, peut-être même de l'albuginée, mais jamais du parenchyme glandulaire. Et cependant, l'illustre clinicien du Midi admet la production par la vérole de masses caséeuses dans le cerveau, les poumons, le foie et les reins : seul, le testicule est épargné.

Nombre de cliniciens, encore aujourd'hui, adoptent ces idées de Ricord, et ne croient pas à la suppuration de la gomme testiculaire. Est-ce donc que, depuis 1840, tous les sarcocèles syphilitiques sans exception ont été, dès leur début, si bien traités par les antivénériens ? Est-ce que les malades eux-mêmes sont devenus tellement attentifs à leurs lésions testiculaires, que la gomme ramollie est devenue chose absolument rare et impossible à trouver ? Les nombreuses observations que l'on peut, je ne dirai pas journellement, mais souvent encore, recueillir à cet égard, prouvent bien le contraire ; et nous verrons que si la suppuration du testicule n'est pas chose fatale, au moins c'est un aboutissant possible et une terminaison fréquente de la gomme abandonnée à elle-même.

Même changement d'opinion de Ricord, lorsqu'il s'agit des altérations de l'épididyme et du canal déférent ; l'intégrité de ces organes est absolue, c'est là, pour lui, une loi immuable ; cela tient à ce qu'il généralisa trop les résultats de plusieurs autopsies, où il trouva l'épididyme indemne et aplati comme un ruban sur le bord postéro-supérieur du testicule hypertrophié.

A partir de ce moment, la question n'avance plus. Ni le mémoire de Hélot, de Rouen, publié en 1846 dans le *Journal de Malgaigne*, ni la leçon professée, en 1852, par Nélaton, recueillie par ses internes, MM. Triquet et Trélat, et reproduite dans la *Gazette des Hôpitaux*, ne notent un fait nouveau. Nélaton, cependant, comme Hélot, admet les lésions de l'épididyme, et, le premier, il insiste sur l'hydrocèle, qui pour lui serait de règle. « L'absence de l'épanchement doit être considérée comme une exception. »

Les effets du sarcocèle syphilitique sur la virilité n'avaient pas encore été recherchés, lorsque Vidal de Cassis, en 1851, dans les *Mémoires de la Société de chirurgie*, montre qu'une orchite syphilitique double guérie ne provoque pas fatalement l'impuissance ; le sperme est encore fécondant.

Malgré que ces opinions exposées brièvement fussent généralement acceptées par la grande majorité des observateurs, cependant, l'on voit encore Sanson et Marjolin nier l'orchite scléreuse ; et, en 1844, Henri de Castelnau, suivi aujourd'hui encore par M. Desprès, confondre les tuméfactions syphilitiques avec les orchites blennorrhagiques.

Il n'y a pas à discuter les faits constatés et acceptés maintenant par tout le monde ; personne ne nie plus la syphilis testiculaire.

Mais de nouvelles questions surgissent : déjà, on a prouvé, contrairement aux assertions de Ricord, que l'épididyme et le canal déférent pouvaient être altérés. On va dès lors s'attacher à démontrer aussi l'existence possible et réelle des gommes, leur ramollissement et leur élimination possibles ; à ce processus, on rattachera certaines fistules et les fongus, conséquences de cette élimination ; on discutera la nature de ces dépôts mortifiés et leur analogie avec le tubercule. Enfin, on décrira dans la glande spermatique des formes nouvelles : Dron appellera l'attention sur l'épididymite, et, plus tard, Reclus essaiera d'établir que l'orchite a, dans certains cas, un caractère franchement inflammatoire.

Il est curieux de voir combien, sur l'autorité de Ricord, l'étude de la gomme testiculaire a été négligée, et quel long temps il a fallu pour que l'attention fût attirée sur les faits de caséification testiculaire, publiés dans les recueils. Même les classiques les plus autorisés réservent leur opinion à cet égard. M. Gosselin, dans sa traduction de Curling, déclare n'avoir jamais vu suppurer l'orchite syphilitique : mais il n'est pas démontré pour lui « que les sarcocèles non traités, surtout chez les sujets affaiblis, ne puissent arriver à suppuration : ce serait seulement une terminaison tout à fait exceptionnelle. »

Virchow, dans sa *Pathologie des tumeurs*, étudie parfaitement la gomme : mais « ces dépôts caséeux, qui se développent tantôt dans l'albuginée, tantôt dans les callosités du parenchyme, sont, grâce à une certaine quantité de substance intercellulaire fibreuse, habituellement compacts, secs et fermes... on n'a pas constaté que cette tumeur gommeuse pût s'ulcérer et s'ouvrir; cependant on rencontre quelquefois aussi des ulcérations dans le cours du sarcocèle ; et, dans quelques cas de ce genre, on peut regarder comme un état consécutif le fongus bénin de la glande. »

M. Lancereaux, aussi, décrit parfaitement la gomme. « Quant à la suppuration, dit-il, tout porte à croire que le testicule syphilitique n'y est pas sujet. Cette opinion, qui est celle du professeur Gosselin, de Ricord et la nôtre, a l'avantage de reposer sur des faits nombreux. »

Enfin, MM. Cornil et Ranvier disent à leur tour : « On n'a pas d'observation positive de suppuration et d'ouverture à l'extérieur, de gomme de testicule. »

Pour Cullerier, il faudrait peut-être admettre la terminaison par ramollissement et ulcération des gommes, dont le fongus pourrait être la conséquence. Mais ce serait exceptionnel en France, « et partout où le traitement prudent et rationnel de la diathèse rend rare la cachexie spécifique et l'affaiblissement général par l'abus du mercure. »

Même opinion professée par M. Fournier, dans ses *Leçons sur le sarcocèle syphilitique :* il dit n'avoir pas observé de gomme suppurée. Ces masses circonscrites ou infiltrées, qui ont été trouvées dans le parenchyme de la glande spermatique, « peuvent-elles, en se ramollissant, s'ouvrir une voie à travers l'albuginée et les enveloppes du testicule? Tout cela nous échappe et nous échappera sans doute longtemps encore, car nous ne laissons pas à ces lésions, facilement curables, la liberté de suivre leur évolution complète. »

Cependant M. Fournier, assimilant les gommes testiculaires aux autres gommes, pense que vraisemblablement elles doivent être l'origine de certaines fistules qui, traitées par l'iodure de potassium, guérissent avec une rapidité significative; de même aussi, certains fongus ne dérivent, suivant toute probabilité, que de gommes ayant abouti à ulcérer l'albuginée et les enveloppes des bourses.

Mêmes incertitudes dans les travaux de Rollet en 1858, de Moutier en 1875, qui tous deux décrivent les masses fongueuses qui perforent le scrotum venant du testicule, et n'osent affirmer ni l'un ni l'autre que la gomme ulcérée peut donner naissance au fongus.

M. Jullien aussi, dans son *Traité*, croit que « les gommes seraient susceptibles de se ramollir... une inflammation les ferait adhérer aux téguments. »

Seul, à cette époque, M. Kocher, de Berne, dans le *Compendium* de Pitha et Billroth, « conteste formellement l'assertion de Virchow, soutenue par Diday, que le testicule syphilitique ne s'ulcère pas. » Et récemment encore, dans une lettre qu'il voulait bien nous adresser à ce sujet, il affirmait son opinion non moins formelle à cet égard : « Je ne crois pas du tout, nous dit-il, que la suppuration soit tellement rare ; au contraire, j'ai vu plusieurs cas où il y avait suppuration et ulcération. »

En 1877, M. Reynier publie, dans les *Archives générales de la médecine*, un mémoire sur le sarcocèle gommeux, et donne deux observations personnelles, où le dépôt ramolli paraît avoir eu l'albuginée pour siège ; il n'y eut point de fongus consécutifs : l'auteur en conclut, avec Hennequin (Th. Paris 1865), que les gommes du parenchyme provoquent seules l'apparition des tumeurs granuleuses. C'est la première fois qu'en France l'on voit affirmer la suppuration des syphilômes testiculaires.

Enfin, en 1882, paraît la monographie si importante de M. Reclus sur « la syphilis du testicule » ; l'auteur y décrit, à côté de toutes les lésions syphilitiques du testicule étudiées avant lui, l'orchite interstitielle des anciens, sous le nom d'orchite scléro-gommeuse ; la suppuration des gommes est pleinement admise, l'auteur en cite plusieurs exemples : nous aurons, à propos de chacune de ces questions, à discuter les idées professées par M. Reclus.

Mais voilà que le microscope a révélé la structure intime de la gomme, déjà on a cru découvrir l'élément primordial nécessaire, le nodule syphilitique (Brissaud), le nodule lymphoïde (Malassez et Reclus), la gomme microscopique (Hutinel). On discute sur l'origine de ces productions. Naissent-elles en premier lieu et sont-elles causes de la prolifération du tissu conjonctif, comme le veut M. Malassez ; ou, au contraire, la prolifération insterstitielle apparaît-elle d'abord, et occasionne-t-elle par places une accumulation plus considé-

rable de noyaux, ainsi que le pense M. Brissaud? Question difficile à résoudre, d'autant plus qu'elle se complique encore
d'un autre facteur, qui est la ressemblance existant entre les
dépôts gommeux et les dépôts tuberculeux. Cette ressemblance
est, en certains cas, prononcée à tel point qu'elle a pu paraître
en quelque sorte gênante pour la spécificité de la vérole. Aussi
voit-on que beaucoup de syphiliographes se sont efforcés d'établir avec toute l'exactitude possible les caractères différentiels
de ces deux genres de lésions; et, parmi les histologistes,
Wagner, Virchow, Baerensprung, Robin, Cornil et Ranvier,
Brissaud, Malassez, tentèrent le même but. Les auteurs français essaient d'établir la distinction; en Allemagne, Baerensprung se montre l'ardent défenseur de l'unité et de l'identité
du tubercule et de la gomme.

C'est qu'en effet la constitution du follicule type trouvé en
grande abondance au milieu des tissus mortifiés d'une gomme
du testicule, était faite pour permettre la confusion. Et, en
juillet 1882, M. Brissaud, devant la Société de biologie, mon-
trait qu'entre le groupe cellulaire spécial si bien décrit par
Koster, Friedlander et Charcot, dans les tubercules, et celui
qu'il retrouvait dans la gomme, la différence était inappré-
ciable. Ici et là, c'est bien le follicule avec sa cellule géante
et ses éléments épithélioïdes. M. Malassez n'a jamais vu dans
la gomme le follicule tuberculeux type.

Malgré cela, il est d'autres différences assez nettes pour permettre la distinction entre la gomme et le testicule.

Les nodules (syphilitiques), disent MM. Malassez et Reclus,
formés de petits éléments ronds, ressemblent à s'y méprendre
aux îlots embryonnaires engendrés par la tuberculose; les cellules géantes entourées de cellules épithélioïdes ont même grou-
pement; aussi l'aspect seul ne suffira pas pour établir le diagnostic. Mais on remarquera d'abord que le siège du néoplasme
n'est pas identique. Dans le testicule, la granulation se développe autour du tube; dans la syphilis, le nodule naît au milieu du tissu interstitiel hyperplasié. Dans le tubercule, les
lésions débutent par l'épididyme toujours plus altéré; dans la
syphilis, le testicule proprement dit est le premier attaqué.
Dans le testicule, le tissu scléreux est peu abondant; son appa-

rition semble provoquée par les follicules ; dans la syphilis, la sclérose est presque générale et peut-être précède-t-elle la formation de la gomme.

Ces différences sont suffisantes pour séparer nettement la gomme du tubercule. Nous ne confondrons pas ces deux néoplasmes, et, malgré la ressemblance qu'ils peuvent avoir à certaines époques de leur évolution, nous n'en ferons pas plus deux produits identiques que nous n'assimilerions deux maladies, parce qu'à un jour donné les deux courbes thermométriques auraient eu la même forme (Reclus).

Mais revenons à d'autres variétés de syphilis testiculaire.

Et, d'abord, une forme jadis signalée par Ricord, entrevue depuis par de nombreux auteurs, mais qui n'a jamais été exactement décrite, nous voulons parler du sarcocèle à début franchement inflammatoire. M. Reclus nous trace le tableau de son évolution : l'orchite syphilitique aiguë, par son allure, rappelle l'orchite aiguë d'origine uréthrale ; aussi a-t-on pu souvent s'y tromper. Il est de fait que l'indolence est devenue comme le caractère pathognomonique de la tumeur syphilitique ; elle se dépose à froid, répète-t-on sans cesse, et lorsque surviennent la douleur, la rougeur, une tuméfaction rapide, l'idée de sarcocèle est par cela même écartée. Nous discuterons pour notre part l'opinion de M. Reclus, au sujet de l'orchite syphilitique aiguë, et nous verrons que, si cette évolution aiguë est possible, elle n'est pas encore absolument démontrée.

Il est une autre forme de sarcocèle syphilitique, fort discutée autrefois, mais bien démontrée aujourd'hui : nous voulons parler des altérations de l'épididyme. Il restait entendu, pour les anciens auteurs, qu'à l'inverse de ce qui se passe dans la tuberculose, cet organe, dans la syphilis, n'est envahi que secondairement : le testicule serait toujours atteint le premier. En 1863, le Dr Dron s'élève contre cette loi et cherche à établir qu'il existe une épididymite indépendante du sarcocèle ; c'est alors « une tumeur indolente, dure, de petit volume, à surface inégale et bosselée, occupant la tête de l'épididyme, isolée du testicule et coïncidant avec les accidents tertiaires ou secondaires tardifs. »

Mais déjà les divergences s'élèvent : si, d'une part, Rollet, Jullien, Lancereaux acceptent sans contestation cette épididymite, sans l'avoir toutefois observée ; d'autre part, Sigmund ne la croit pas indépendante d'une lésion des testicules, et Kocher, de Berne, dit que la syphilis primitive de l'épididyme décrite par le Dr Dron « a été justement contestée par les autres auteurs. »

Mais à quel moment de l'évolution de la syphilis apparaît lépididymite? Est-ce un accident secondaire ou tertiaire ? Pour Dron, c'est un accident « secondaire tardif ou tertiaire », et si parfois son apparition est rapide et se fait, en moyenne, dans les trois mois et demi qui suivent l'éclosion du chancre, c'est que la syphilis est maligne : son évolution se précipite et la tumeur est « l'expression d'une vérole forte. »

L'opinion de Balme n'est pas mieux faite, car, dans ses observations, la lésion de l'épididyme s'est produite de deux mois à quinze ans après le début de l'affection.

N'en est-il pas de même pour l'orchite syphilitique? C'est ainsi que Vidal de Cassis a vu un testicule être pris au cinquantième jour de la syphilis ; Ricord, au bout de deux mois et demi ; et Reclus relate un cas d'orchi-épididymite des plus manifestes observé au Midi, et survenu à la fin du troisième mois de la vérole.

M. Fournier précise mieux que Dron les caractères de l'épididymite syphilitique ; il insiste sur le siège de la lésion et sur l'époque de sa manifestation. Il l'appelle « épididymite secondaire » pour indiquer qu'elle apparaît à la seconde période de l'évolution des accidents de la vérole ; les faits de Balme nous montrent qu'il n'en est pas toujours ainsi. Quant à l'envahissement exclusif de l'épididyme, M. Fournier le croit possible. M. Reclus ne croit pas à l'existence des lésions épididymaires indépendantes de celles du testicule. Nous-même en avons observé un cas tout récemment à Saint-Louis, dans le service de M. Ledentu, suppléé par M. Kirmisson. C'était une épididymite bien nette et bien indépendante de toute lésion testiculaire.

Cependant il faut encore faire des réserves ; les cas sont trop peu nombreux ; d'autant que l'épididymite est souvent accom-

pagnée d'orchite, et que rien ne la différencie alors du sarcocèle banal.

Nous devrions ici parler d'une complication des gommes
testiculaires, du fongus; mais nous en ferons rapidement
l'histoire, quand nous parlerons des symptômes de cette lésion;
la réunion dans un même chapitre des diverses questions qui
se rattachent au fongus nous fera mieux comprendre les opinions émises au sujet de sa production.

En somme, se basant sur les travaux antérieurs et sur ses
propres observations, M. Reclus accepte des formes diverses
de syphilis testiculaire. Il décrit sous le nom de scléro-gomme
ce qu'avant lui les auteurs désignaient du nom d'orchite
interstitielle (Virchow, Lancereaux), d'albuginite (Ricord), de
sarcocèle scléreux (Fournier), forme à évolution lente et froide;
cependant il admet une forme aiguë d'orchite; il semble admettre la suppuration de l'orchite interstitielle; mais, en réalité,
il ne décrit que la gomme suppurée. Quant au fongus, il en
admet deux variétés : l'une comprend le fongus superficiel, albuginique; l'autre est le fongus profond, parenchymateux, développé sur les parois d'une caverne gommeuse. Beaucoup de
cliniciens ont certainement adopté les idées doctrinaires exposées si brillamment par l'auteur, et ont accepté les faits sur
lesquels il s'appuie. Mais les doutes et les objections n'ont pas
tardé à apparaître.

C'est ainsi que, tout le premier, M. le professeur Gosselin,
chargé de faire devant l'Académie des sciences, sur le travail
de M. Reclus, un rapport pour le prix Godard, trouve « un
peu d'exagération dans la distinction qu'établit M. Reclus
entre les formes gommeuse et scléreuse du sarcocèle syphilitique, de même que sur la terminaison par suppuration et
fongus. » — Ailleurs, dans son article (1) : *Testicule, du Nouveau Dictionnaire de médecine et de chirurgie pratiques,*

____

(1) Nous devons à l'obligeance de MM. J.-B. Baillière et fils les premières épreuves de cet article non encore publié. MM. Gosselin et
Walther, signataires de l'article en question, ont bien voulu nous au-
toriser à y prendre tous les renseignements nécessaires; nous ne saurions trop remercier et les auteurs et les éditeurs de leur extrême complaisance.

M. Gósselin admet que les recherches modernes ont confirmé ce qu'avaient déjà vu Ricord, Virchow et Lancereaux, c'est-à-dire l'épaississement fibreux de la tunique albuginée et des cloisons fibreuses interstitielles qui séparent, dans le testicule, les cônes de la substance séminifère, la rétraction consécutive de cette substance fibreuse et la diminution de volume de l'organe. « Mais on ne nous dit pas, continue le savant professeur, ce qui fait, sur la plupart des malades, l'augmentation de volume que nous observons au début et pendant une longue période de la maladie. » Pour Virchow et Lancereaux, cette augmentation est due à une matière mollasse, non fibreuse, comparable à du jaune d'œuf cuit; Reclus et Malassez ont vu, dans un cas, une matière semblable qui avait quelque ressemblance avec le tubercule ou avec la matière grasse (phymatoïde) du sarcocèle cancéreux. Seulement les indications données par ces auteurs sont embarrassées par l'interprétation qu'ils donnent à la succession de ces lésions. Pour eux, il y a une période qui est caractérisée par la formation anormale et la rétraction du tissu fibreux. Lancereaux la caractérise par le mot *orchite interstitielle*, et Reclus par celui d'orchite scléreuse. Quant au dépôt jaune, ils l'attribuent à une seconde période, que tous, à l'imitation de Virchow, nomment orchite gommeuse, parce que le néoplasme a une certaine analogie avec la gomme des autres parties du corps. »

Des recherches microscopiques modernes ont suffisamment répondu, comme nous le verrons, à ces désidérata anatomo-pathologiques formulés par M. Gosselin; quant aux formes cliniques qui y correspondent, nous essaierons de les indiquer en traitant de la symptomatologie du sarcocèle syphilitique.

Nous devons signaler encore un travail important de M. Tédenat, paru en 1881 (*Montpellier médical*), dans lequel nous avons pu, au cours de notre étude, puiser souvent d'utiles renseignements. L'auteur y étudie d'une façon assez complète l'évolution des lésions testiculaires de la syphilis, et surtout les conséquences qui peuvent en résulter, dans un avenir plus ou moins lointain, pour les divers éléments qui entrent dans la constitution de l'appareil producteur du sperme.

M. le Dr Henriet, dans la *Tribune médicale* (19 mars 1882),

M. J. Lucas Championnière, dans le *Journal de médecine et de chirurgie pratiques* (numéro de mai 1883), rendent compte du travail de M. Reclus, et formulent quelques critiques de détail.

Toutes ces remarques des auteurs qui ont analysé le travail de M. Reclus seront pour nous des guides utiles, grâce auxquels nous essaierons de combler, s'il est possible, les lacunes signalées.

On le voit, l'histoire du sarcocèle syphilitique est arrivée à un grand point de perfectionnement; grâce au travail de M. Reclus, le testicule syphilitique est bien connu; aussi notre tâche est-elle bien aride, car il ne nous reste qu'à vérifier et à discuter quelques questions de détail : l'originalité est difficile à atteindre après une telle œuvre ; elle est impossible, lorsque le livre a été écrit par un tel écrivain.

II

ANATOMIE PATHOLOGIQUE

La syphilis exerce, on peut le dire, une action identique sur le parenchyme de tous les organes; le propre de cette action est de provoquer une prolifération du tissu conjonctif interstitiel, prolifération qui sera poussée plus ou moins loin, selon que la lésion évoluera avec plus ou moins de rapidité ou qu'un traitement antisyphilitique viendra ou non empêcher l'évolution du processus anatomique. Considéré dans le cerveau, le foie ou le poumon, ce processus est partout et toujours le même : c'est le tissu conjonctif irrité qui sera le siège primitif du mal; plus tard, les éléments propres de l'organe, envahis à leur tour par l'altération, inflammation ou compression, subiront une régression qu'il est facile de constater à une période tant soit peu avancée de la maladie. Telle est la formule la plus générale que l'on peut donner aujourd'hui des lésions syphilitiques des parenchymes. Mais pourquoi la lésion évolue-t-elle dans tel cas vers la sclérose, dans tel autre vers la suppuration? C'est ce qu'il est actuellement difficile encore d'indiquer. Pourquoi l'organisation fibreuse de la gomme estelle surtout fréquente dans le cerveau et la moelle? Pourquoi la régression graisseuse ou suppuration de la néoformation se rencontre-t-elle de préférence dans le foie et le testicule? Sur ce point, ni la clinique, ni l'histologie n'ont pu encore donner de réponse satisfaisante.

L'anatomie pathologique du sarcocèle syphilitique doit être étudiée à l'œil nu d'abord, au microscope ensuite. L'examen microscopique a été longtemps impuissant pour permettre à lui seul d'affirmer si l'on avait affaire à des lésions syphilitiques ou autres; le microscope, grâce aux recherches récentes, est capable de se prononcer, d'une façon à peu près certaine, sur la nature des lésions dont le parenchyme testiculaire est le

siège. Nous verrons en particulier que, d'après les recherches
de M. Malassez, l'on peut facilement différencier les lésions
syphilitiques des altérations tuberculeuses. Mais, auparavant,
il nous faut étudier ce que l'examen grossier avait déjà révélé
aux anciens observateurs; les modernes y ont peu ajouté; nous
étudierons ensuite le testicule syphilitique sous le champ du
microscope.

I

EXAMEN MICROSCOPIQUE

Le testicule étant un organe complexe, il ne suffit pas seulement d'inspecter son parenchyme, il faut aussi étudier les
altérations des parties environnantes : aussi devrons-nous
passer successivement en revue les lésions de la tunique vaginale, celles de l'albuginée, de l'épididyme, et enfin celles du
testicule lui-même; les maladies syphilitiques du cordon nous
occuperont moins, car cet organe n'a été trouvé que rarement
atteint dans la syphilis.

Vaginale. — Les lésions de la vaginale ont été diversement
appréciées par les auteurs : tandis que les uns les croient fréquentes, les autres, au contraire, insistent sur leur rareté.
Faudrait-il, à ce propos, faire une distinction entre les accidents de la période secondaire et ceux de la période tertiaire ?
C'est l'opinion de M. Tédenat, qui, dans trois cas d'épididymite
secondaire (1), trouva un épanchement très appréciable coïncidant avec le syphilôme nodulaire du globus major; dans
deux de ces cas, il existait une vaginalite plastique caractérisée par un bruit de frottement doux comparable à un fin
bruit de cuir neuf. Tédenat aurait même observé, sur un de
ses malades, une véritable hématocèle survenue au bout de trois
ans et due à la persistance de la vaginalite chronique.

Sur les seize observations d'épididymites consignées dans
le travail de Dron, il n'est noté qu'une fois un épanchement
concomitant de la tunique vaginale. (Observ. XVI de Dron.)

D'après M. Reclus, qui a fait un relevé portant sur près de

(1) *Montpellier médical*, 1881, p. 438-724.

cinquante observations, l'épanchement existerait à peine dans la moitié des cas; pour lui, si l'épanchement est plus fréquent au début, aux périodes ultimes, il deviendrait fort rare.

L'hydrocèle est fort rare aussi dans la syphilis héréditaire, et M. Hutinel ne l'a observée que deux fois sur un grand nombre de faits. Cependant, du côté de la vaginale, on peut observer, d'après Tédenat, une inflammation caractérisée par un léger exsudat formé d'un lacis de tractus fibrineux dont les mailles contiennent des cellules lymphatiques. L'épanchement liquide est toujours très peu abondant. Pour d'autres, enfin, cet épanchement n'existerait jamais (Cornil, Jullien).

La vaginalite syphilitique secondaire, sans lésions appréciables du testicule ou de l'épididyme, serait beaucoup plus rare encore.

Sigmund en a observé quelques cas (1). Tédenat aurait vu survenir chez un sujet, porteur de plaques muqueuses, une vaginalite subaiguë presque absolument indolore, bien que l'épanchement fût assez abondant (80 grammes de liquide environ). Ce sujet présentait, à la même époque, une synovite de la gaine des péroniers latéraux; il n'était ni rhumatisant, ni blennorrhagien. La syphilis fut incriminée; d'autant mieux, qu'au bout de deux mois, l'épanchement s'était résorbé sous l'influence d'un suspensoir ouaté et de la médication mercurielle.

A la période tertiaire de l'évolution testiculaire de la syphilis, l'épanchement a des tendances à disparaître, et la vaginalite de séreuse devient plastique. D'après Tédenat, la tunique vaginale est alors presque toujours intéressée. La pachy-vaginalite revêt quelquefois la forme hémorrhagique par points ou dans toute l'étendue de la séreuse; de là, des hématocèles partielles ou totales. Personne, avant M. Tédenat, n'avait signalé l'hématocèle consécutive à ces altérations syphilitiques de la vaginalite.

Mais depuis longtemps on avait décrit et figuré les lésions anciennes de la vaginalite spécifique; Rollet, Virchow et Kocher ont noté la fréquence de la symphyse vaginale. Lorsque l'or-

(1) Sigmund, *In Pitha et Billroth*, Chirurgie.

chite vieillit, il s'opère une fusion des feuillets séreux; leur
tissu s'épaissit, et la glande enserrée ne peut être dégagée que
par une dissection attentive. La vaginale peut même prendre
un aspect et une consistance fibro-cartilagineuse (Reclus). L'a-
dhérence, du reste, pourra être incomplète, et le liquide, accu-
mulé par places, donnera une fluctuation obscure qui pourra
en imposer dans un examen superficiel. Mais il n'y a pas que
la syphilis qui donne lieu à des néoformations de tissu fibreux
dans la vaginale. Suivant M. Reclus, la tuberculose peut donner
lieu à un épaississement semblable dans cet organe (Tubercules
du testicule, 1876, Reclus). Le même auteur a trouvé, une
fois, entre les deux séreuses une végétation, du volume et de
la forme d'une lentille, implantée sur l'albuginée par une partie
de sa circonférence; ce petit polype était mou, et l'on voyait à
sa surface un riche réseau capillaire.

Epididyme. — Les altérations de l'épididyme sont rares
dans la forme purement scléreuse, dit M. Reclus; mais, scléreuse ou non, cette lésion n'a pu qu'être rarement examinée
sur le cadavre. Cependant les cas observés permettent de dire
que l'organe semble avoir disparu au milieu de masses fibreuses
développées autour de lui ; mais la dissection fait voir qu'il est
à peu près normal; son volume ne diminue guère, et comme
souvent le testicule est atrophié, l'épididyme, qui conserve ses
dimensions primitives, enveloppe parfois les deux tiers de la
glande. On sent ordinairement un ou deux nodules du volume
d'un haricot, situés vers la tête de l'épididyme, moins souvent
vers la queue; quelquefois l'épididyme est envahi dans une
plus ou moins grande partie, la totalité même de son étendue,
mais c'est l'exception. Dans un cas (1) que nous avons observé
à Saint-Louis, l'épididyme avait acquis la grosseur et la longueur d'un index d'adulte, et se délimitait d'autant mieux que
la glande testiculaire elle-même était peu tuméfiée.

D'après Dron, dans la plupart des cas, la lésion syphilitique
de l'épididyme est certainement formée, comme celle du testicule, par des productions fibro-plastiques qui se condensent
en tissu fibreux. Il ajoute qu'Hamilton a signalé des dépôts

(1) Voir plus loin : Observ. II.

jaunâtres, d'apparence tuberculeuse, dans le corps du testicule et dans la tête de l'épididyme, quand l'affection survient à la période avancée de la syphilis (1). Ce sont là les deux formes indiquées par Virchow dans le sarcocèle syphilitique : on reconnaît dans la première le début de la sclérose; dans la seconde, la gomme.

Voilà pour la période de début : plus tard, l'organe diminue de volume, et souvent à tel point que Ricord l'a vu aplati comme un ruban sur le bord postéro-supérieur du testicule tuméfié; mais ces cas, qu'il croyait de règle, sont rares; et, d'après M. Reclus, si l'épididyme est anémié, blanchâtre, tassé, pour ainsi dire, par la coque qui l'enserre de tous côtés, ses dimensions pourtant ne changent guère. Le plus souvent même, sa perméabilité est intacte, et Reclus a vu la colonne de mercure pénétrer jusqu'au niveau des cônes.

Les rapports entre les altérations testiculaires et celles de l'épididyme sont intéressants à noter; les lésions concomitantes des deux organes ne sont pas de règle comme dans la tuberculose. Si Ricord a pu dire : « Lorsque le testicule est atteint de tuberculose, il y a toujours des dépôts caséeux dans l'épididyme », on peut retourner cette loi et dire : « Toutes les fois que l'épididyme est atteint par la syphilis, le testicule est pris plus profondément » (Reclus). Il n'en reste pas moins acquis, malgré les dénégations de certains auteurs, que l'épididyme peut être le siège de grands désordres.

Les recherches personnelles de Reclus l'ont conduit aux résultats suivants : sur 14 cas, où la distinction est bien établie entre les deux parties de l'organe, le testicule et l'épididyme sont envahis en bloc 8 fois; 6 fois seulement des altérations se limitaient au testicule. L'auteur n'a pas de cas personnel où la syphilis se soit uniquement cantonnée dans l'épididyme; notre cas de Saint-Louis cependant est un exemple de lésion épididymaire indépendante d'altération du testicule.

Ces lésions, d'ailleurs (Reclus), ne diffèrent pas de celles du testicule proprement dit. Ce sont les mêmes productions de tissu fibreux à la périphérie, et nous savons que la coque

(1) *Curling*, p. 359.

prend une épaisseur plus grande; la péri-épididymite l'emporte
sur la péri-orchite. Des tractus scléreux parcourent l'organe et
limitent souvent des territoires où le canal enroulé paraît sain
encore. Mais la néoformation peut être assez abondante pour
étouffer le tissu primitif, dont il ne reste plus trace. C'est là
que se développent les gommes. Dans un cas, Reclus a trouvé
au niveau de la tête une masse infiltrée, jaunâtre, du volume
d'une grosse amande; une moitié de ce syphilôme pénétrait
dans l'épididyme, tandis que l'autre moitié était juxtaposée à
la glande et envahissait la gangue fibreuse circonvoisine. Une
observation de M. Cornil (1) nous montre des dépôts caséeux,
semblables à ceux du testicule, enchâssés dans toute l'étendue
de l'épidicyme, et nombreux surtout au niveau de la tête.

Cordon. — Il n'en serait pas de même pour le cordon, et si
nous en croyons M. Reclus, deux faits, observés l'un par Ri-
cord(2), l'autre par M. Verneuil (3), seraient des gommes parfaitement nettes, développées aux dépens des éléments du
cordon.

MM. Lancereaux et Lejeal, sur des malades de Nélaton, de
Vidal de Cassis et de Hélot, décrivent une induration du
cordon devenu rigide comme une baguette, renflé par places.

Nous relatons plus loin une observation de M. A. Broca
(Obs. III), dans laquelle l'auteur décrit une ulcération gommeuse dont le point de départ serait le cordon et ses éléments;
pour notre part, cette conclusion nous paraît hasardée, car rien
ne prouve la précision de ce siège anatomique.

D'après M. Tédenat, l'infiltration diffuse du cordon serait
exceptionnelle; il ne l'a observée qu'une fois chez un individu
porteur d'un varicocèle volumineux. La paroi des veines paraissait très épaissie, noueuse, bosselée, et bien que les lésions
fussent étendues à tous les éléments du cordon, elles prédomi-
naient très nettement sur les veines variqueuses. Ces périphlé-
bites syphilitiques seraient d'ailleurs très rares (Tédenat). Mais
ce qui n'est pas rare, c'est d'observer quelques nodules à la

---

(1) Cornil, *Gomme du testicule.* — *Bull. Soc. anat.*, 1861, p 440.
(2) *Clinique iconogr.* Ricord.
(3) Art. : Aine, Dict. Encyclop.

partie inférieure du cordon. Cornil, Sigmund les ont signalés : ils sont notés aussi dans quelques observations de Tédenat.

Albuginée et testicule. — Si nous réunissons la description des lésions du testicule et celles de l'albuginée, c'est que ces deux parties sont trop connexes à l'état normal, aussi bien qu'à l'état pathologique.

Qu'il s'agisse de l'orchite interstitielle ou de la gomme ramollie, que la lésion soit à sa période de début ou qu'elle soit déjà avancée, l'albuginée, au moins dans la majorité des cas, n'en participe pas moins aux altérations de la glande.

L'aspect du testicule, dit M. Reclus dans son Mémoire, varie suivant l'âge des lésions : l'orchite interstitielle au début n'est guère connue que chez les jeunes enfants en proie à la syphilis héréditaire. M. Hutinel, dans un bon mémoire, nous montre « le testicule plus gros, plus dur et plus pesant qu'à l'état normal » ; il atteint rarement le volume d'un œuf de pigeon ; ordinairement il est comme une noisette ; la surface de coupe, sur laquelle on aperçoit de nombreux orifices vasculaires, ressemble à une masse charnue, plus résistante, plus dense et plus congestionnée que n'est le tissu de la glande saine. On distingue çà et là de petits points blanchâtres qui rappellent des grains de semoule.

Chez l'adulte, on rencontre quelque chose d'analogue, principalement dans cette forme d'orchite que Ricord(1) compare à l'affection périostique des os, orchite qui aboutit à la transformation fibreuse du testicule, et que le chirurgien du Midi distingue soigneusement d'avec la seconde forme ou orchite gommeuse, dont la terminaison ordinaire est la fonte purulente, et qui consiste dans le développement de tubercules ou gommes syphilitiques dans le tissu cellulaire du corps du testicule ou de l'épididyme.

Donc, deux grandes variétés de lésions testiculaires : l'une, véritable orchite syphilitique, désignée encore sous le nom de péri-orchite, d'albuginée par Ricord ; l'autre, caractérisée par la présence de gommes ou tubercules syphilitiques.

A. — Dans la première variété, que l'on désigne encore sous

(1) *Bull. génér. de Thérap.* (1840). Ricord, p. 220.

le nom de *syphilôme diffus*, d'*orchite interstitielle*, ou *orchite scléreuse*, le testicule est d'abord massif et lourd; son parenchyme plus consistant est profondément modifié; il est rose, charnu, et résiste à une traction même énergique des vaisseaux se dessinant sur la surface de section; mais, au lieu de suivre aussi nettement les faisceaux fibreux des travées comme dans la glande normale, ils divergent en éventail dans les tissus de formation nouvelle.

L'envahissement scléreux se fait rarement d'une façon régulière, et il est exceptionnel de voir tout le parenchyme étouffé par les travées épaissies. Le plus souvent le *rete testis* a disparu comme organe glandulaire; il est transformé en un noyau dur, d'où partent de véritables cordages tendineux qui circonscrivent des espaces où les tubes persistent encore. Leur coloration chamois est moins nette, et la coupe prend en ces points une apparence vaguement laiteuse (Reclus), due, sans doute, à une plus grande abondance des fibres conjonctives. Parfois, les altérations sont cantonnées dans le tiers, la moitié, les deux tiers du testicule; les tubes de la portion réputée saine ne se différencient alors que par une certaine gracilité; ils s'étirent moins facilement avec la pince et leur rupture est plus rapide (Reclus). Cependant, sur une pièce étudiée par MM. Reclus et Brissaud, le pôle supérieur du testicule était intact; les canalicules avaient leur calibre normal; en certains points même, leur lumière était dilatée par des amas de cellules où l'on constatait encore tous les stades de la spermatogénèse.

Ces faits avaient déjà été observés par A. Cooper et Dupuytren, qui, guidés par leur sagacité et leur esprit d'observateurs, reconnurent que certains engorgements du testicule, englobés jusque-là dans la catégorie des sarcocèles cancéreux et des orchites chroniques, sont dus à la syphilis constitutionnelle et guérissent par le traitement mercuriel. Ricord confirme cette notion par des observations de plus en plus nombreuses et probantes; se guidant sur l'observation clinique seule, il conclut, de l'évolution scléreuse ultérieure de la maladie, que les parties fibreuses de l'organe, savoir la tunique albuginée et ses dépendances, étaient envahies d'abord, et que cet élément par son accroissement tendait à remplacer le tissu normal (Gosselin et Walther) (1).

Virchow aussi avait déjà signalé un cas dans lequel la sclérose du testicule se présentait sous la forme de travées fibreuses rayonnant dans la région moyenne de l'organe, convergeant vers le corps d'Higmore, et respectant les deux extrémités du testicule ; un cas tout à fait semblable se trouve figuré dans la thèse de Minière. D'après M. Brissaud, on pourrait attribuer au corps d'Higmore l'importance d'un véritable foyer d'irradiation, dans l'évolution de l'orchite chronique spécifique, et expliquer ainsi l'inégale répartition de la sclérose dans l'orchite interstitielle.

En même temps que l'interprétation des phénomènes cliniques conduisait Ricord à établir la transformation fibreuse comme une des conséquences de l'envahissement du testicule par la syphilis, notre éminent compatriote signalait comme lésion primordiale présumée une formation de lymphe plastique (exsudat plastique, apoplexie plastique). Cet exsudat, il ne le voyait pas, mais il en avait besoin et il s'en servait pour expliquer les phénomènes physiologiques. En effet, Ricord avait été frappé dans ses études cliniques de deux choses capitales : la tendance à la formation du tissu fibreux et la tendance à la résolution, et ces tendances, il les plaçait dans un néoplasme susceptible soit de s'organiser, soit de se résorber, et, chose remarquable, susceptible de se résorber sous l'influence du traitement mercuriel et iodurique (Gosselin et Walther).

Le résultat de l'organisation de ce néoplasme, c'est d'amener a rétraction du tissu fibreux du testicule, d'où, souvent atrophie complète de l'organe, et véritable destruction de la glande. L'albuginée épaissie ne peut être séparée ni de la séreuse, ni de la glande avec laquelle ses fibres se continuent. En quelques points, la surface est chagrinée, d'aspect cicatriciel ; les dépressions correspondent à des cordons fibreux, qui, du corps d'Higmore, viennent s'insérer au delà de la membrane d'enveloppe attirée par eux et froncée.

Mais ici deux opinions se trouvent en présence : l'une,

(1) *Loc. cit.* Dict. Jaccoud.

avancée par Ricord, à laquelle se rattache encore de nos jours
M. Gosselin, prétendant qu'en règle générale la néoplasie ou
l'épanchement plastique du sarcocèle tertiaire a peu d'aptitude
à la suppuration, et que ses deux caractères physiologiques do-
minants sont la résorption et la sclérose; l'autre, défendue par
M. Reclus, d'après laquelle souvent des noyaux gommeux
coexistent avec l'épaississement de l'albuginée et des travées
fibreuses. Or deux causes, d'après Reclus, nous font mécon-
naître la présence de ces gommes. Et d'abord, on examine
parfois la glande à une époque fort avancée et lorsque la
résorption du syphilôme est complète; ou bien la nodosité, à
peine visible, échappe à des recherches superficielles; ils existent cependant, dit M. Reclus, et M. Hutinel a toujours constaté dans les testicules scléreux de la syphilis infantile « de
petites gommes microscopiques constituées par des amas de
cellules rondes embryonnaires. »

Le moment n'est pas venu de nous prononcer entre ces deux
opinions; il faut auparavant faire l'étude histologique de cet
exsudat plastique qu'avait déjà vu Ricord; et lorsque nous
connaîtrons la nature de ses éléments, nous pourrons essayer
avec succès, peut-être, de mettre la théorie d'accord avec les faits.
Mais notons encore que, du côté de l'albuginée, sur une coupe
axiale, parallèle aux faces, on trouve cette albuginée doublée,
quadruplée d'épaisseur, presque toujours d'une manière inégale.
Par points, on voit des nodules aplatis, faisant relief, tantôt
à la face interne ou externe de l'albuginée, tantôt sur les deux
faces, à la manière d'un double bouton de chemise. Ces nodules siègent surtout aux points d'implantation des travées
fibreuses interlobulaires. Il y a là une albuginite chronique
(Ricord), qui va même jusqu'à produire en certains points des
nodosités, des verrucosités du volume d'un pois, d'une noisette,
saillantes du côté de la tunique vaginale. La surface de section
est rouge ou gris rose; par points, on observe des foyers hémorrhagiques punctiformes; d'ailleurs, ils sont très rares.

Passons maintenant à l'étude macroscopique des *gommes du
testicule.*

B. — Ces petits foyers que nous avons signalés plus haut,
d'après M. Hutinel, sont comme une transition, et nous

amènent par gradation insensible à ces énormes masses caséeuses qui parfois distendent le testicule et ses annexes. Les
gommes, en effet, peuvent envahir le parenchyme glandulaire
et l'albuginée, les enveloppes scrotales, l'épididyme et le tissu
cellulaire qui l'entoure, le canal déférent et les divers éléments
du cordon spermatique.

Nous avons parlé des gommes du cordon en décrivant les lésions de cette partie accessoire du testicule.

L'anatomie pathologique des gommes du scrotum, dirons-
nous avec M. Reclus, se confond trop étroitement avec la symptomatologie de ces tumeurs pour en faire ici l'histoire détaillée ;
du reste, par leur évolution pathologique, leur structure et
leurs caractères cliniques, elles ne diffèrent nullement des
gommes du tissu cellulaire sous-cutané et de la peau. Qui a
vu ces dernières, reconnaîtra, au-dessous du scrotum ulcéré,
ce tissu jaune grisâtre s'exfoliant lentement de la superficie
vers la profondeur, à moins qu'une réaction inflammatoire vive
ne creuse un sillon sur le pourtour du syphilôme, lequel s'éli-
mine en bloc et laisse à sa place une caverne plus ou moins
large. Celle-ci se rétrécit peu à peu, et disparaît comblée par
des bourgeons charnus. Cependant, lorsque des gommes adja-
centes se vident dans sa cavité, un trajet fistuleux persiste, dont
nous aurons plus tard à faire l'étude. Au fond de l'ulcération
est une substance d'un blanc sale, rappelant la chair de morue ;
elle est feuilletée comme elle, et se détache par fragments la-
melleux (Reclus).

Cependant, si souvent les parties profondes (vaginale et testicule) restent indemnes, il n'en est pas moins vraisemblable que,
dans certains cas, les gommes, primitivement superficielles,
peuvent évoluer vers la profondeur, et englober dans leur tissu
de néoformation la vaginale, l'albuginée et plus tard même le
testicule ; ce sera, si l'on veut, un envahissement du testicule
par voisinage, un véritable sarcocèle gommeux secondaire ou
consécutif. L'observation I, que nous devons à l'obligeance de
M. Kirmisson, sans être absolument probante, nous montre
cependant la réalisation possible d'une pareille éventualité. Le
testicule droit, à la vérité, est déjà malade et notablement accru
de volume ; mais il n'existe à la surface nulle bosselure, nulle

inégalité suffisamment saillante pour permettre de supposer qu'il y a une gomme prête à suppurer; et cependant la peau commence à s'échauffer, à adhérer aux parties profondes ; nul doute que les ulcérations gommeuses et l'infiltration qui en dépend n'entrent pour une bonne part dans la production de ce facteur inflammatoire qui tend à envahir aussi bien la superficie de la glande que ses enveloppes. Et si le traitement n'était pas intervenu, n'eût-on pas assisté, l'albuginée une fois dénudée, à la production d'un fongus superficiel, peut-être même profond? Le fongus superficiel évolue habituellement de cette façon, dit-on ; quant à la production du fongus chez notre malade, nous nous permettons simplement d'émettre une hypothèse à son sujet, mais hypothèse qui sera peut-être confirmée par des faits ultérieurs attentivement observés.

La description anatomique des gommes du testicule n'avait pas encore été faite avec la précision qu'elle mérite ; il faut en venir jusqu'au travail de M. Reclus, pour voir cette description non seulement ébauchée dans ses principaux traits, mais encore exposée avec tous les détails importants que comporte cette étude. Nous allons donc la résumer d'après ce travail magistral, sans avoir l'intention de rectifier certains points qui peut-être paraîtront trop théoriques. Notre inexpérience et les examens trop rares de sarcocèles gommeux qu'on a eu occasion de pratiquer ne nous permettent pas de modifier cette description. Le tableau serait parfois assez net pour permettre de prime abord d'éviter la confusion, si fréquente autrefois, avec le tubercule et le cancer, le sarcôme surtout.

Le testicule, souvent plus volumineux qu'un œuf de poule, a conservé sa forme générale : les bosselures qui soulèvent la glande sont en partie masquées par la péri-épididymite et les néomembranes de la vaginale. L'albuginée n'est pas toujours épaissie. Lorsque l'orchite scléreuse domine, elle est parsemée quelquefois de saillies fibreuses semblables à des moitiés de pois secs, à des grains de plomb à demi cachés dans l'albuginée ; ou bien elle est doublée de plaques irrégulières qui semblent la « blinder ». Mais il n'est pas rare, cependant, de trouver cette membrane lisse, sans verrucosités ; les vaisseaux, gorgés de sang, dessinent à sa surface de riches arborisations.

Lorsqu'une gomme se développe dans son épaisseur, l'albuginée perd sa structure pour prendre celle du syphilôme, avec toutes les modifications que ce dernier présente suivant l'époque de son évolution. M. Cornil a vu la tunique albuginée très épaissie en certains points. La coloration était blanche et nacrée; et, à sa surface, s'élevait une saillie volumineuse formée de plusieurs mamelons tendant à prouver que cette tumeur était due à la fusion de plusieurs tubercules primitivement séparés. Cette gomme, développée aux dépens de la membrane fibreuse, avait, sur sa coupe, les mêmes caractères que les noyaux semblables du testicule et de l'épididyme.

Sur une coupe antéro-postérieure, le testicule gommeux nous offre le plus souvent un aspect caractéristique. Il est des cas où le néoplasme infiltre la glande tout entière, et la surface de section ne montre qu'un tissu dense, élastique, d'une coloration grisâtre. M. Lancereaux décrit un testicule sur lequel le feuillet viscéral, l'albuginée et le parenchyme sont confondus en une masse peu friable et constituée par un tissu nouveau, sans canalicules spermatiques, et analogue à un jaune d'œuf très cuit.

Mais, en général, la glande n'est que partiellement envahie. On y trouve, à côté de tractus fibreux, qui du corps d'Higmore rayonnent vers l'albuginée épaissie, des noyaux gommeux plus ou moins abondants. Parfois, un seul occupe le centre du testicule ; parfois il en existe deux, trois, cinq, même dix, séparés les uns des autres par des tissus sclérosés. M. Cornil a publié une observation qui est un type de cette forme. La glande est très dure, élastique, et ses tractus fibreux, blanchâtres, tranchent sur la teinte rosée du parenchyme.

Au milieu apparaissent six ou sept tumeurs arrondies ou ovalaires, dentelées à leur bord, et dont le volume varie de celui d'un petit pois à celui d'une grosse fève. La couleur de ces noyaux, plus résistants, plus fermes encore que le reste du tissu, est d'un jaune tendre, analogue à celle des corps jaunes de l'ovaire. Chacune de ces tumeurs fait saillie sur la coupe, s'échappant en partie de l'atmosphère celluleuse, plus lâche, qui les entoure. Leur centre est moins dur, moins fibreux que leur écorce. L'une d'elles se distingue assez bien par une aréole de vaisseaux qui rampent dans le tissu environnant.

Dans un cas de M. Reclus, le parenchyme glandulaire, d'un rose nacré, avec quelques teintes laiteuses, montre tous les caractères de ce qui pour lui est la sclérose. Au milieu de ce tissu on trouve deux foyers gommeux. Le plus gros se présente sous l'aspect d'une masse jaune dont le centre est constitué par une matière caséeuse, agglomérée en grumeaux assez petits qu'entraîne facilement un filet d'eau. La gomme forme alors une caverne irrégulière, anfractueuse, et tapissée par un tissu lardacé de plus en plus ferme à mesure qu'on se rapproche de la périphérie ; il se continue, par transition insensible, avec le parenchyme sclérosé qui enveloppe le syphilôme de plusieurs lames concentriques.

Ces gommes, avons-nous dit, ont toutes les dimensions, depuis ces petits amas de cellules proliférées le long des vaisseaux et que le microscope seul nous révèle, jusqu'à ces dépôts énormes qui remplissent l'albuginée et se substituent au parenchyme glandulaire, dont il ne reste plus de trace.

Les gommes diffèrent beaucoup suivant la période de leur évolution ; jeunes encore, elles sont gris rosé ou jaunes ; et, bien qu'on les ait confondues avec les noyaux crus du tubercule, nous avons des signes pour les distinguer. Elles n'ont pas la coloration mate, cette apparence de mastic de vitrier, que l'on signale dans les foyers caséeux ; elles sont plus franchement jaunes et parfois un peu chatoyantes. Un examen minutieux montre que leur substance n'est pas homogène, et l'on aperçoit des fibres ambrées, semi-transparentes et qui rappellent la chair de l'ananas. Ces fibres sont enchevêtrées en divers sens et circonscrivent des espaces irréguliers, de petites mailles où est contenue la substance opaque qui donne à la tumeur sa teinte jaune. Si l'on essaie d'entamer la gomme avec l'ongle, le tissu résiste ; il est élastique, et ne se laisse pas effriter ; le tubercule, au contraire, même lorsqu'il est cru, est essentiellement friable.

Les gommes, en vieillissant, subissent diverses métamorphoses, et la méconnaissance de ce fait nous explique l'absence d'unité dans les rares descriptions que nous ont données les auteurs. Ils semblent croire que le syphilôme est toujours identique; aussi serait-on disposé à regarder comme une variété ce qui n'est peut-être qu'un stade dans l'évolution de la tumeur. Spontanément, ou sous l'influence du traitement spécifique, le néoplasme se résorbe, et à sa place on trouve une cicatrice scléreuse. N'est-ce pas ainsi que l'iodure de potassium fait disparaître d'énormes dépôts sous les yeux de l'observateur? La glande est ligneuse, bosselée; parfois même, la tumeur soulève l'albuginée, adhère aux téguments et, dans peu, l'évacuation va se faire; on administre le médicament, la tuméfaction diminue, les enveloppes reprennent leur mobilité, et non seulement la gomme s'affaisse, mais le tissu glandulaire peut reprendre la souplesse primitive.

La résorption est souvent moins complète; les cellules entrent en régression granulo-graisseuse, ce qui donne à la tumeur sa coloration jaune; elles se détruisent, leurs éléments forment des combinaisons nouvelles, et il n'est pas rare de trouver, au milieu de foyers granuleux, des cristaux de cholestérine et d'acide stéarique. La gomme est alors dure, sèche, la pression la plus énergique ne peut en exprimer le moindre suc; la coloration est aussi plus foncée, et sur la coupe on n'aperçoit plus ces stries demi-transparentes dues à l'enchevêtrement des fibres sclérosées. Le ramollissement parfois est fort rapide, au contraire, et amène la désagrégation complète du syphilôme. A sa place se trouve une caverne remplie d'une substance molle, d'un liquide puriforme qui entraîne avec lui les fibres sclérosées. Cette matière diffluente ressemble à de la filasse mouillée ou au bourbillon de l'anthrax. Cette fonte des dépôts gommeux est, en général, partielle et n'atteint qu'un foyer circonscrit. Dans une observation de M. Reclus, le testicule tout entier était pris, et, sur une coupe, on constatait, au milieu de la glande, des bourbillons à centre diffluent, à couches périphériques plus résistantes, lardacées, avec des amas de cellules mates et de fibres translucides; entre ces sortes de grumeaux, du volume d'un pois, était un liquide trouble qui rappelait la colle de pâte un peu fluide.

Lorsque ces foyers ramollis coexistent avec des gommes plus jeunes, grisâtres ou jaunes, séparées les unes des autres par de grandes travées de tissu scléreux, l'aspect de la tumeur peut rappeler certains sarcômes. « L'erreur a été commise devant nous, dit M. Reclus, et le microscope seul révéla la nature du néoplasme. »

Une lacune, cependant, existe dans cette description, lacune difficile, impossible même à combler : nous voulons parler de la description macroscopique de l'orchite interstitielle tout à son début, alors que les travées fibreuses n'existent pas encore, que le ramollissement caséeux ne s'est pas encore fait ; cet oubli eût pu être réparé autrefois, alors qu'il arrivait quelquefois à des chirurgiens inattentifs d'enlever des testicules syphilitiques qu'on croyait envahis par une production maligne, et alors que Dupuytren n'avait pas encore indiqué le critérium des sarcocèles spécifiques, le traitement ioduré. Le microscope, comme nous allons le voir, nous aidera à combler en partie ce vide regrettable.

II

EXAMEN MICROSCOPIQUE.

Nous venons d'étudier à l'œil nu les gommes des testicules, ainsi que les altérations interstitielles. Les auteurs d'anatomie pathologique les plus récents, et ceux principalement qui s'étaient occupés plus spécialement des altérations syphilitiques du testicule, avaient décrit les changements microscopiques de l'organe en puissance de syphilis. Déjà Ricord, nous l'avons indiqué plus haut, avait présumé une formation de lymphe plastique (exsudat plastique, apoplexie plastique), qui peut tantôt s'organiser en tissu fibreux, tantôt, au contraire, disparaître par résolution. Puis Virchow, Lancereaux, sans voir dans les néoformations testiculaires, développées sous l'influence de la syphilis, des produits spéciaux, rattachèrent ces altérations aux processus inflammatoires généraux. Dans l'orchite interstitielle diffuse, c'est d'abord, au début, une hypérémie vasculaire, et bientôt après, on constate l'apparition, au sein du tissu interstitiel ou connectif, de nombreux noyaux auxquels succèdent le plus souvent des fibres de tissu conjonctif organisé ; celui-ci, se rétractant, enserre la totalité de la glande, ou seulement des îlots partiels, comprime, étrangle les tubes séminifères ; leur épithélium devient granuleux, graisseux, se résorbe et disparaît ; le testicule a subi la transformation fibrograisseuse.

L'orchite circonscrite ou gommeuse peut coexister avec la forme précédente, ou bien se développer isolément ; celle-ci, pour Lancereaux, naît alors aux dépens de la tunique externe d'un vaisseau ou de la membrane d'un canalicule spermatique ; histologiquement, elle peut être presque entièrement fibreuse ou être composée presque uniquement de noyaux ou de cellules ; quelquefois on rencontre au centre de la tumeur des éléments altérés et informes, des granulations graisseuses abondantes et des cristaux de matière grasse (margarine).

Certes, cette description est exacte, mais elle est insuffisante ; car elle justifie bien le reproche qu'ont fait quelques auteurs à l'histologie de ne pouvoir expliquer les phases cliniques de l'orchite syphilitique. Voici, en effet, comment M. Gosselin (1), le principal promoteur de cette idée, formule ses désidérata. Après avoir rappelé que déjà Ricord avait expliqué la rétraction du testicule par la transformation fibreuse de l'albuginée et des cloisons interstitielles, le savant professeur de la Charité ajoute : « Mais on ne nous dit pas ce qui fait, sur la plupart des malades, l'augmentation de volume que nous observons au début et pendant une longue période de la maladie. Ici Virchow et Lancereaux disent avoir vu, et chacun sur une seule pièce, la cavité albuginée remplie d'une matière mollasse, non fibreuse, comparable à du jaune d'œuf cuit.

Reclus et Malassez ont vu, dans un cas, une matière semblable qui avait quelque ressemblance avec le tubercule ou avec la matière grasse (phymatoïde) du sarcocèle cancéreux. Seulement les indications données par ces auteurs sont embarrassées par l'interprétation qu'ils donnent à la succession de ces lésions. Pour eux il y a une première période qui est caractérisée par la formation anormale et la rétraction du tissu fibreux. Lancereaux la caractérise par le mot *orchite interstitielle,* et Reclus par celui *d'orchite scléreuse.* Quant au

____

(1) Art. *Testic.* — Dict. Jaccoud.

Ro.   3

dépôt jaune, ils l'attribuent à une seconde période, que tous, à l'imitation de Virchow, nomment orchite gommeuse, parce que le néoplasme a une certaine analogie avec la gomme des autres parties du corps. Voici donc quelle est, pour l'application à la clinique, la difficulté apportée par ces descriptions : sur les malades, et pendant la vie, nous avons vu une tumeur plus ou moins volumineuse et dure, qui augmente lentement pendant un certain temps et qui, si elle n'est pas bien traitée, se termine tantôt par un état stationnaire, avec persistance du même volume et de la même dureté, tantôt par une atrophie qui a beaucoup de rapport avec la puissance rétractile attribuée par nos auteurs au tissu fibreux de nouvelle formation. Mais cette atrophie, nous ne l'observons que très tard, et, avant qu'elle ait eu lieu, nous ne serions pas fâchés de savoir les caractères de la néoplasie qui donne l'augmentation de volume. Or on n'a pas assez fréquemment l'occasion de faire l'anatomie du sarcocèle syphilitique récent pour savoir exactement ce qu'il contient à cette époque, nos auteurs modernes n'ayant eu à leur disposition que des tumeurs déjà anciennes. En attendant des notions plus précises, il nous est permis de présumer que l'augmentation de volume s'explique par ce dépôt mollasse et jaune que l'on attribue à tort à une seconde période, et qu'on caractérise par le mot orchite gommeuse et par un commencement de transformation cellulo-fibreuse, qui n'est pas arrivée encore au tissu fibreux parfait. »

« En tout cas, ajoute M. Gosselin, nous n'avons pas actuellement dans la science des documents anatomiques qui justifient la distinction entre l'orchite scléreuse et l'orchite gommeuse et surtout la succession de la seconde à la première.. »

Nous voudrions pouvoir dès maintenant essayer de combler cette lacune et répondre aux vœux de M. Gosselin; mais auparavant nous devons exposer le plus minutieusement possible le résultat des recherches histologiques modernes, recherches faites par M. Malassez (1), publiées par lui dans les Archives de physiologie, et reproduites par M. Reclus dans son travail. Afin de nous assurer si nous avions bien compris l'esprit et

(1) Malassez : *Archives de physiologie*, 1881, p. 946.

les conclusions énoncées par l'auteur, nous nous sommes rendus au Collège de France, où M. Malassez, avec une complaisance dont nous ne saurions trop le remercier, a mis à notre disposition et son temps et ses nombreuses préparations histologiques : nous sommes donc certain d'exposer, le plus exactement possible, le résultat des recherches du savant histologiste. C'est surtout d'après les travaux de M. Malassez, et après M. Reclus, nous aidant aussi du travail de M. Brissaud. (1), qui, de son côté, a fait des recherches sur le même sujet, que nous exposerons, et avec quelques détails, des lésions histologiques de la syphilis testiculaire.

A l'exemple de M. Reclus, rappelons brièvement la structure d'un lobe testiculaire normal ; sur une coupe, perpendiculaire à son axe, on aperçoit, au microscope, les tubes pressés les uns contre les autres et presque tangents : la substance interstitielle qui les sépare est fort peu abondante ; on y trouve quelques cellules conjonctives et des éléments volumineux, d'aspect particulier, considérés par les uns comme des cellules nerveuses et par les autres comme des cellules plasmatiques. Les canalicules séminifères ont deux tuniques : l'une externe, plus épaisse et constituée par des lamelles conjonctives, de forme engainante, qui se juxtaposent en strates concentriques, comme des feuilles dans un bulbe d'oignon ; entre les lamelles, dans les espaces qu'elles limitent, on distingue çà et là quelques cellules plates et la coupe de leur noyau. La tunique interne ou membrane propre est si mince que certains auteurs vont jusqu'à la nier ; mais elle existe réellement. Elle est de substance homogène ou du moins très vaguement fibrillaire ; un épithélium polygonal la tapisse, qui ne remplit qu'incomplètement le tube et limite une lumière d'un diamètre variable.

L'examen histologique de M. Malassez a porté sur huit cas, et encore, pour plusieurs d'entre eux, il n'y a eu que des fragments de pièces et des renseignements cliniques incomplets. Tous ces testicules provenaient d'adultes : le plus jeune, parm ceux dont l'âge a été noté exactement, avait 22 ans ; le plus âgé, 50. Dans le seul cas où l'âge de la syphilis ait été indiqué,

(1) Brissaud : *Progrès médical*, 1881.

elle datait de 2 ans; les lésions testiculaires remontaient de 4 mois à 1 an. Dans un cas, le malade leur assignait une durée de 8 ans; mais cet homme n'avait que 22 ans.

Dans tous ces cas, le parenchyme testiculaire avait perdu son aspect normal; il était gris rosé, traversé par des lignes fibreuses, et parfois parsemé de petits grains blanchâtres. La consistance était ferme, charnue; les tubes ne se laissaient pas étirer. Dans un cas, cependant, et dans un point assez limité, le tissu était brunâtre, souple, les tubes se laissaient étirer. Dans tous, sans exception, il existait dans le parenchyme des masses d'aspect caséeux, assez dures pour résister à l'ongle. Tantôt peu développées, tantôt occupant la plus grande partie du parenchyme, elles étaient très irrégulières et parfois profondément découpées. Un certain nombre d'entre elles, entourées d'une zone fibreuse, occupaient les parties centrales du testicule, d'autres étaient à la périphérie.

L'albuginée prenait plus ou moins part à ces lésions; parfois peu altérée, le plus souvent épaissie, dans quelques cas envahie par le processus caséeux.

Dans les cas où les masses caséeuses étaient très développées, le volume du testicule était assez agrandi, de 7 à 8 centimètres pour le diamètre vertical, de 4,5 à 5,8 pour l'antéro-postérieur, tandis que, dans le cas où il existait encore du parenchyme sain et seulement trois masses peu volumineuses surajoutées, le diamètre vertical n'était que de 5 centimètres seulement, et l'antéro-postérieur de 3,3.

1° *Le tissu interstitiel*, si peu développé à l'état normal, a pris un développement considérable; en sorte que les tubes séminifères, au lieu d'être contigus les uns aux autres, sont séparés par de larges espaces.

La structure de ce tissu est très modifiée; dans les points où, l'hypertrophie étant la moins considérable, les lésions sont le moins avancées, c'est l'abondance des éléments cellulaires qui domine. On y voit: 1°) *des cellules conjonctives plus ou moins hypertrophiées*, et qui, vues de champ, ressemblent à des cellules fusiformes; quelques-unes parmi elles semblent en voie de division. Pour M. Brissaud, cette prolifération aurait lieu aux dépens des cellules interstitielles, dites cellules plasmiques, qui entourent le réseau sanguin sur tout son parcours et dans toutes ses ramifications. — 2°) *De nombreuses petites cellules rondes*, généralement si pauvres en protoplasma, qu'on pourrait les prendre pour des noyaux libres; elles ressemblent à des globules blancs; **M.** Malassez les appelle *cellules lymphoïdes ;* — 3°) un petit nombre d'éléments plus volumineux, de forme sphérique ou ovoïde, à protoplasma granuleux, à un et quelquefois deux noyaux qui paraissent être semblables aux cellules précédentes, mais à des états différents de développement; ce sont *les cellules épithélioïdes* de **M.** Malassez, par analogie avec ces cellules épithélioïdes que l'on rencontre dans certaines productions tuberculeuses ou scrofuleuses.

Lorsque le tissu interstitiel proliféré est plus avancé en âge, sa structure est notablement modifiée. On y retrouve bien toujours les éléments cellulaires; mais en dehors des granulations et des masses caséeuses, ils sont en très petit nombre; les cellules interstitielles, dont nous venons de parler, ont complètement disparu. Par contre, la charpente conjonctive a pris un développement considérable; elle s'est, en même temps, transformée ; les faisceaux qui la composent sont volumineux, rigides, et forment un entrecroisement serré ; *bref, le tissu conjonctif de lâche qu'il était est devenu fibreux.*

Remarquons, avec **M.** Malassez, que, sur un seul et même testicule, ces lésions ne sont pas toutes au même degré, mais qu'elles s'y rencontrent toutes à une phase assez éloignée du début de la maladie; fait important qui montre que la syphilis n'attaque pas en même temps et en une seule fois l'organe dans toute son étendue; elle agit comme par poussées localisées et successives.

2° Sur tous les testicules examinés, même sur ceux où le tissu interstitiel était encore peu altéré, il existe des *lésions vasculaires* considérables; et ce ne sont pas seulement les gros vaisseaux qui sont atteints, mais les capillaires sont également pris.

Ces capillaires, au lieu d'être simplement soutenus par quelques fibrilles conjonctives, comme à l'état normal, sont entourés d'une enveloppe conjonctive, sorte d'adventice dont l'épaisseur et la structure paraît en rapport avec l'état d'altération du tissu interstitiel, c'est-à-dire, avec l'âge et l'intensité de la maladie. M. Brissaud fait de cette *périvascularite capillaire* le point de départ de toutes les autres lésions. Primitivement cette enveloppe est elle-même peu épaisse; puis, plus tard, elle devient si dense et si épaisse qu'on a peine parfois à distinguer les lamelles qui la composent; avec cela, diminution notable du calibre des capillaires, obstacles aux échanges nutritifs, et modifications de la circulation et du débit sanguin.

Les artères et veines voient leur tunique externe ou adventice s'hypertrophier et devenir en même temps fibreuse; ce qui rend évidemment les parois plus rigides et les fixe au tissu interstitiel. Les lésions des tuniques interne et moyenne ne sont pas, comme celles de la tunique externe, régulièrement disséminées, mais marquées surtout au voisinage des masses caséeuses.

En somme, épaississement des parois vasculaires, diminution de leur calibre intérieur, perte de leur élasticité et de leur contractilité, toutes lésions qui amènent une diminution considérable dans le débit vasculaire et empêchent les variations momentanées de circulation; ce que produisaient déjà les lésions capillaires.

Les altérations des canaux lymphatiques sont encore peu connues, et paraissent peu importantes.

3° Les lésions des *tubes séminifères* sont, en général, proportionnelles, comme intensité, à celles du tissu interstitiel. Cependant, il est des points où les tubes sont déjà très altérés, et où le tissu interstitiel l'est relativement moins. A un faible grossissement, on voit déjà que leurs parois sont épaissies, et que, par suite, leur lumière est très rétrécie; à un plus fort grossissement, ils présentent à étudier une couche externe, une couche interne et un contenu épithélial.

La *couche externe* est formée de lamelles conjonctives concentriquement disposées, qui, lâches au début, et plus ou moins riches en cellules, deviennent ensuite fibreuses, denses, et se rétractent absolument comme le fait la couche externe des vaisseaux sanguins.

Pendant ce temps, la *couche interne*, qui avait un tout autre aspect, qui semblait dense, réfringente, homogène, au premier abord, prend un aspect finement strié, à sinuosités

régulières; c'est une membrane plissée, froncée, comme pourrait l'être un tube trop large enfermé dans un tube trop étroit;
cette couche n'est autre que la membrane propre du tube épaissie et plissée, par suite du retrait subi; petit à petit, elle perd
tous ces caractères, et, à son tour, devient de plus en plus
fibreuse.

L'*épithélium* des tubes est profondément altéré. Sur les moins
malades, il est bien encore parfois disposé en revêtement, mais
les cellules qui le composent ont déjà perdu tous leurs caractères propres; ce sont de grosses cellules polymorphes à noyaux
volumineux, tantôt rangées sur une seule couche, tantôt pa-
raissant l'être sur plusieurs; beaucoup sont parsemées de
gouttelettes graisseuses. Au milieu d'elles on rencontre parfois
des cellules migratrices comme dans les catarrhes des conduits
muqueux. Dans aucun de ces tubes altérés, M. Malassez n'a
retrouvé de spermatozoïdes.

Au début des lésions, cependant, M. Brissaud aurait vu les
tubes séminifères peu différents de l'état normal, mais en des
points restreints de la glande seulement. Le contenu cellulaire
des tubes consiste en éléments polymorphes répondant aux
différents stades de la spermatogénèse. L'examen histologique
confirme donc l'opinion presque classique de la conservation
de la sécrétion spermatique, dans les cas de sarcocèle syphilitique où la lésion n'est pas assez généralisée pour équivaloir à
« une castration sous-albuginée. »

Et plus tard, lorsque même les lésions sont plus avancées,
quelques-uns de ces tubes présentent, au niveau du corps
d'Higmore, une particularité remarquable, signalée aussi par
M. Brissaud, particularité qui consiste en une modification
radicale de la nature de leur contenu. Les éléments séminifères
y sont remplacés par une couche unique de cellules épithéliales
cylindriques, dépourvues de cils vibratiles. La présence de tels
éléments au sein du parenchyme testiculaire, où l'on n'en rencontre jamais dans l'état physiologique, ne peut guère s'expliquer par une mutation fortuite des cellules destinées à la
formation des spermatozoïdes. Aussi M. Brissaud pense-t-il
qu'il faut attribuer ce phénomène bizarre à une prolifération
de l'épithélium du corps d'Higmore, lequel est certainement

le lieu d'origine et le point de départ du développement des cônes épididymaires; et, en effet, à part l'absence de cils vibratiles, les éléments épithéliaux dont il s'agit ressemblent beaucoup à l'épithélium normal des cônes de l'épididyme.

·Sur les tubes, plus atrophiés et à parois plus épaissies, il n'existe plus de lumière centrale; les cellules épithéliales sont confondues en un amas qui remplit la cavité tubulaire; elles ne sont plus distinctes les unes des autres. A un degré d'atrophie encore plus avancé, la cavité épithéliale peut être réduite à une fente linéaire ou étoilée; elle peut même disparaître complètement, et le tube est transformé en un simple cordon fibreux. Pendant ce temps, l'amas épithélial, très ratatiné, n'est plus qu'une masse granuleuse, graisseuse, qui ne va pas tarder à disparaître.

4°) On remarque, disséminées çà et là dans le tissu interstitiel, entre les tubes, des amas cellulaires, ressemblant à de jeunes granulations tuberculeuses. Pour éviter toute confusion dans les termes, nous les désignerons, avec M. Malassez, sous le nom de *nodules syphilitiques;* M. Brissaud, par analogie avec les productions tuberculeuses de même nature, les appelle follicules syphilitiques. D'après les éléments qui les composent, on peut distinguer : a) les *nodules lymphoïdes,* constitués en majeure partie par de petites cellules rondes analogues aux cellules lymphatiques; et b) les *nodules épithélioïdes* formés surtout par de grosses cellules granuleuses, comparables aux cellules épithélioïdes de la scrofule et de la tuberculose. Ces différents nodules peuvent être *isolés* ou *conglomérés;* c'est dans cet état d'isolement ou de conglomération que nous allons les étudier.

a) *Nodules isolés.* — Disons d'abord qu'entre les nodules lymphoïdes et les épithélioïdes, il y a de grandes analogies : même siège, même stroma, mêmes éléments cellulaires, existence de formes de passage entre ces deux types; les épithélioïdes sont moins fréquents, ont une tendance plus grande à la mortification; ce sont des lésions de même nature que les lymphoïdes, mais de modalité différente.

Lymphoïdes ou épithélioïdes, les nodules isolés sont parfois très nombreux et assez volumineux pour être visibles à l'œil n"; ils apparaissent alors, surtout sur des préparations colorées, comme une véritable éruption. Sur d'autres testicules, ils sont, au contraire, plus rares, et si petits qu'on ne les soupçonnerait pas sans le secours du microscope.

Quand ils sont très petits, ils sont entièrement compris dans les espaces étoilés qui séparent les uns des autres les tubes séminifères et les gros vaisseaux; leur siège véritable est donc bien le tissu interstitiel. Quand ils sont plus volumineux, ils refoulent plus ou moins les tubes ou les gros vaisseaux qui les environnent, les contournent et finissent même par les entourer complètement. Leurs limites, avec le tissu interstitiel, quand celui-ci est peu fibreux et riche en cellules, sont peu nettes; le passage est même si insensible, qu'à un fort grossissement, on ne saurait où elles commencent et où elles finissent; limites nettes au contraire, quand le tissu interstitiel est franchement fibreux; limites non moins nettes, enfin, du côté des tubes séminifères et des gros vaisseaux.

Les nodules lymphoïdes, renfermant généralement une quantité variable de cellules épithélioïdes, contiennent un plus ou moins grand nombre de capillaires sur le trajet desquels ils semblent s'être développés.

En somme, on peut dire que ces nodules résultent simplement d'une accumulation de cellules lymphoïdes en un point limité du tissu interstitiel, comme s'ils étaient de petits foyers inflammatoires produits par des particules irritantes semées çà et là dans ce tissu interstitiel.

b) *Nodules conglomérés.* — Quand les nodules syphilitiques se développent très près les uns des autres, au lieu de rester isolés comme ceux que nous venons de décrire, ils peuvent arriver à se toucher. S'il s'agit de nodules lymphoïdes, ils se fusionnent si complètement que, dans la masse qui résulte de leur réunion, il n'est guère possible de distinguer les nodules composants. Il en est autrement pour les nodules épithélioïdes : leur périphérie, principalement formée de tissu conjonctif riche en cellules rondes, se fusionne, mais leurs centres épithélioïdes, plus ou moins dégénérés, restent généralement distincts; il en résulte un amas de nodules parfaitement unis les uns aux autres, quoique ayant conservé leur individualité propre. A l'œil nu, ces nodules ont l'aspect de masses fibro-caséeuses; au microscope, ce sont des amas de cellules épithé-lioïdes mêlées de quelques petites cellules rondes; souvent dans leur centre on ne distingue plus d'éléments, mais un détritus granuleux, parfois parsemé de noyaux encore colorables. Le tissu situé entre les taches est moins riche en éléments cellu-laires; on y voit de fines travées conjonctives et des capillaires sanguins; dans leur voisinage on voit souvent des nodules épithélioïdes, en partie isolés, en partie réunis à l'amas; cette disposition prouve bien que ces masses sont le résultat de l'ag-glomération de nodules épithélioïdes. Si l'on ne range pas ces nodules parmi les masses caséeuses, c'est que la caséification n'est que partielle chez eux; elle n'atteint que la partie cen-trale des nodules; entre les parties caséifiées se trouve un tissu vivant et où le sang circule.

5°) *Masses caséeuses*. — Comme les nodules, ces masses peu-vent être enkystées ou ne pas l'être; avant d'étudier leurs rapports avec les parties environnantes, voyons d'abord la structure de ces masses elles-mêmes. C'est un détritus granu-leux, opaque, traversé par des portions plus claires; chaque amas de granulations n'est autre qu'un cadavre de cellule, cellule ayant fait partie d'un nodule lymphoïde; ailleurs les amas granuleux rappellent les cellules épithélioïdes et leurs nodules; au lieu de devenir granuleuses, ces masses peuvent prendre un aspect vitreux. Les parties claires, qui se trouvent au milieu des détritus granuleux, correspondent à la char-pente conjonctive du tissu interstitiel hypertrophié et sclérosé; on y voit aussi des globules sanguins encore reconnaissables, et parfois des coupes transversales de vaisseaux sclérosés.

Voyons maintenant comment se fait le passage entre les parties caséifiées et les parties saines.

Pour les masses caséeuses non enkystées, la continuité est parfaite, il n'y a que des différences d'aspect; ainsi, on peut voir des faisceaux conjonctifs dont une partie a subi la trans-formation caséeuse, tandis que l'autre a conservé son aspect habituel; de même pour les éléments cellulaires, ils dégénèrent aussi rapidement. En somme, ces transformations sont assez subites.

Dans les masses enkystées, au contraire, on distingue, de dehors en dedans, une première zone, *zone fibreuse*, se confondant insensiblement avec le parenchyme ambiant et constituée par ce parenchyme, qui là est devenu plus fibreux que partout ailleurs ; puis, immédiatement vers le centre caséeux, est une seconde zone, ou *bordure opaque*, constituée par un tissu fibreux, très riche en éléments cellulaires, cellules conjonctives plus ou moins hypertrophiées, et cellules lymphoïdes ; en même temps, si les gros vaisseaux y font défaut, par contre, elle est assez riche en capillaires ; le passage de cette bordure à la zone fibreuse se fait progressivement et insensiblement.

Enfin, la *bordure claire*, située entre la masse caséeuse et la bordure opaque, est également constituée par une charpente fibreuse et des éléments cellulaires ; la charpente est encore à peu près la même, mais les éléments sont très différents. Ce sont des cellules très volumineuses pour la plupart, à protoplasma granuleux, quoique assez clair, à noyau se colorant peu par les réactifs. Le petit nombre des cellules, leur transparence, le peu de colorabilité de leur noyau, expliquent bien pourquoi cette bordure nous paraît claire et pourquoi elle se colore si peu.

Enfin, le centre caséeux ne diffère pas des masses caséeuses non enkystées ; il se compose d'un détritus granuleux, au milieu duquel on voit des figures claires.

Quel est le rôle particulier de chacune des diverses couches enveloppant le centre caséeux ?

La zone fibreuse est évidemment la conséquence de l'irritation que produit le corps étranger, autrement dit la masse caséeuse, sur le parenchyme ; aussi cette sclérose s'atténue-t-elle au fur et à mesure qu'on s'en éloigne. En s'en rapprochant, l'inflammation est, au contraire, plus intense ; le tissu fibreux devient de plus en plus riche en éléments.

La bordure opaque peut être considérée comme le résultat de cette inflammation portée à son maximum : ce serait comme une couche de bourgeons charnus perpétuellement maintenus irrités. Pendant la résorption, cette couche suivrait le centre caséeux dans son retrait en se développant dans ses parties les plus intenses ; tandis que ses parties externes s'organiseraient en tissu cicatriciel et donneraient lieu aux couches les plus internes de la zone fibreuse, lesquelles paraissent être de nouvelle formation, puisqu'on n'y trouve aucune trace de parenchyme.

Quant à la bordure claire, ce serait la zone de résorption (1); les cellules qui la caractérisent sont, en effet, comparables à ces grandes cellules granuleuses que l'on rencontre autour de certains corps étrangers en voie de résorption, ou bien encore à ces prétendues cellules ostéophages de l'ostéite raréfiante, si bien que toutes ces cellules pourraient être réunies en un seul groupe sous le nom de cellules histophages.

On peut enfin comparer les cellules migratrices qui infiltrent les couches les plus extérieures du centre caséeux, à celles qui pénètrent les parties périphériques d'un fragment de moelle de sureau qu'on a placé dans la cavité abdominale d'un lapin ou d'un rat. Beaucoup d'entre elles doivent périr, comme périssent celles qui, dans la moelle de sureau, se trouvent à quelque distance de la surface ; mais il est probable aussi qu'un certain nombre d'entre elles prennent un développement considérable ; peut-être est-ce là l'origine d'une partie, au moins, des grandes cellules granuleuses de la bordure claire; dans ce travail de résorption, elles joueraient le rôle de pionniers (Malassez).

6°) Avant de terminer ce chapitre, nous devons encore dire quelques mots des lésions de l'*albuginée*. Etudiée sur deux testicules, par M. Malassez, cette membane a été trouvée altérée d'une façon à peu près analogue. Dans l'un des cas, il s'agissait d'un organe en majeure partie mis à nu par une ulcération des enveloppes scrotales; des bourgeons charnus s'étaient développés sur la partie dénudée ; à ce niveau les capillaires étaient très dilatés, à parois fort minces avec quelques petits foyers hémorrhagiques; ou, au contraire, relativement épaisses. Les cellules conjonctives des parois fibreuses de l'albuginée sont hypertrophiées, et un certain nombre de cellules lymphoïdes et épithélioïdes infiltrent le tissu : çà et là, on trouve des accumulations de cellules constituant des nodules, mais pas aussi

(1) MM. Cornil et Ranvier ont soutenu une opinion semblable à propos des gommes du foie; *Manuel d'hist. path.*, p. 937 et suiv. 1re édition.

compacts, ni aussi nettement limités que ceux du parenchyme ; il existait aussi un assez grand nombre de foyers caséeux microspiques, de forme allongée. La mortification paraît donc atteindre des points qui ne sont pas le siège de nodules ; en d'autres points ce sont les foyers caséeux qui prédominent sur la charpente fibreuse. La seconde albuginée est complètement caséifiée ; on peut reconnaître cependant qu'elle devait présenter, comme la première, lorsqu'elle vivait, des parties qui étaient simplement hypertrophiées, et d'autres qui étaient, en plus, le siège de nodules ; pas davantage de foyers caséeux enkystés.

III

PHYSIOLOGIE PATHOLOGIQUE

Maintenant que nous sommes en possession de tous les documents que peuvent nous fournir l'anatomie pathologique macroscopique et l'histologie, voyons s'il est possible de comprendre la marche des lésions que la syphilis imprime à l'organe testiculaire, de voir comment ces lésions naissent, comment elles se suivent ; enfin à quels aboutissants elle peut arriver : ce chapitre nous sera d'un grand secours pour justifier les divisions cliniques que nous essaierons d'établir dans la symptomatologie du sarcocèle syphilitique.

Déjà nous avons vu que Ricord, pour expliquer l'augmentation de volume et la dureté du testicule entaché de vérole, avait admis que les parties fibreuses de l'organe, savoir la tunique albuginée et les traînées fibreuses du parenchyme étaient envahies d'abord par un exsudat, par un véritable néoplasme, et que cet élément nouveau, par son accroissement, tendait à remplacer le tissu normal. En même temps que l'interprétation des phénomènes cliniques conduisait Ricord à établir la transformation fibreuse comme une des conséquences de l'envahissement du testicule par la syphilis, notre éminent compatriote signalait comme lésion primordiale présumée une formation de lymphe plastique ; cet exsudat lui permettait, d'une part, d'expliquer la formation du tissu fibreux et, d'autre part, d'admettre la possibilité de la résolution.

Après Ricord, Virchow professe que la syphilis agit sur le testicule, comme sur les autres parenchymes du reste, de deux façons différentes, en y produisant : 1° une inflammation interstitielle chronique, diffuse, orchite syphilitique simple ; 2° une inflammation plus intense, plus localisée, dont les produits subiraient la dégénérescence graisseuse : c'est l'orchite syphilitique gommeuse

Mêmes opinions émises par Lancereaux, qui ajoute, comme terminaison ultime de la première forme ou orchite diffuse, l'atrophie, c'est-à-dire la sclérose du testicule.

Ces idées étaient acceptées par tous les auteurs, lorsque des examens histologiques plus détaillés, — nous en avons exposé longuement les résultats, — vinrent d'une part confirmer en partie les recherches antérieures de Lancereaux et de Virchow, et, d'autre part, donner un corps aux vues hypothétiques de Ricord. Hutinel, Malassez, Brissaud ont surtout mis en vue ce qu'ils appellent le nodule syphilitique (Malassez), ou la gomme microscopique (Hutinel), ou encore la formation folliculaire (Brissaud). C'est en nous basant sur ces travaux résumés dans le chapitre précédent que nous allons essayer d'esquisser ce chapitre de physiologie pathologique.

La syphilis, d'une façon générale, agit sur le testicule en produisant une irritation du tissu conjonctif interstitiel ; c'est de la même façon qu'elle se manifeste sur d'autres organes, tels que le foie, le poumon, etc. Or, dans une première période de début, que nous révèle le microscope? Il nous montre une infiltration partielle ou généralisée d'éléments embryonnaires jeunes, d'éléments lymphoïdes, qui apparaissent non seulement dans le tissu intertubulaire, mais encore dans les travées de l'albuginée, fait important que nous aurons à invoquer pour expliquer l'augmentation de volume du testicule ; cette apparition d'éléments embryonnaires, de cellules lymphoïdes, n'est-ce pas là cet exsudat gélatiniforme d'abord, plastique ensuite, dont parlait Ricord? N'est-ce pas là le néoplasme dont M. Gosselin (1) désire connaître les caractères, et qui produit l'augmentation de volume? Et la preuve que ces éléments sont bien l'exsudat plastique de Ricord, le prétendu néoplasme du professeur Gosselin, c'est que nous n'avons qu'à les suivre dans leurs développements ultérieurs pour les voir parcourir d'une façon physiologique, habituelle pour eux, toutes les phases, soit de régression graisseuse, soit d'organisation, que ces auteurs avaient déjà observées à l'œil nu ; comme aussi, ils pour-

______

(1) Article : *Testicule*, du dict. Jaccoud, p. 286.

ront disparaître par le mécanisme de la résorption, ou par celui de la diapédèse, suivant les théories.

Mais tout d'abord, une question se pose : c'est celle de savoir quelle influence réciproque exercent l'un sur l'autre, quant à la priorité de leur apparition, et les nodules lymphoïdes ou follicules syphilitiques, et les éléments proliférés du tissu conjonctif. Quel est celui des deux facteurs qui apparaît le premier ? Quel est celui qui engendre l'autre ? Question discutée surtout par MM. Brissaud et Malassez ; pour M. Brissaud, la prolifération conjonctive apparaîtrait en premier lieu, puis, devenant plus active par places, elle y provoquerait l'accumulation d'une masse plus considérable d'éléments. Pour M. Malassez, c'est tout le contraire qui a lieu ; et, en effet, dit cet auteur, si la sclérose interstitielle était primitive ou les nodules consécutifs, nous n'aurions dû trouver sur nos testicules les moins malades rien qu'une sclérose plus ou moins avancée du tissu interstitiel et pas encore de nodules. Or, c'est ce qu'il ne nous est jamais arrivé de constater. Sur l'un d'eux, par exemple, où le tissu interstitiel était encore peu hypertrophié et à peine sclérosé, il existait déjà des nodules lymphoïdes. C'est même à leur voisinage que les lésions interstitielles étaient les plus marquées, comme si elles n'étaient que l'extension et le retentissement de l'irritation nodulaire. Sur un autre testicule dont le tissu interstitiel était également peu hypertrophié et peu sclérosé, mais peu riche en cellules, il y avait encore des nodules, quoiqu'à vrai dire peu nombreux et peu développés ; comme si, l'éruption nodulaire étant faible, l'irritation parenchymateuse ne pouvait être que faible également. D'où il semble, d'après M. Malassez, que : 1° la syphilis agisse sur le testicule par poussées successives, produisant à chaque poussée une irruption de nodules dans le tissu interstitiel ; 2° que ce sont ces irruptions successives qui, irritant ce tissu, finissent par y produire une lésion hypertrophique progressive. Les nodules lymphoïdes seraient donc la forme anatomique par laquelle la syphilis manifesterait son action directe, les lésions interstitielles ne seraient que secondaires.

Cette manière de voir rendrait assez bien compte des faits observés, mais l'opinion contraire, croyons-nous, pourrait aussi bien se soutenir, et l'on pourrait dire, changeant les termes du raisonnement, que, lorsque le tissu interstitiel prolifère, il a peu de tendance à produire des nodules lymphoïdes ; que si, au contraire, le travail inflammatoire est plus actif, la production des follicules sera aussi plus accentuée.

A la vérité, il importe peu, croyons-nous, de savoir quelle a été la lésion initiale, des cellules interstitielles ou des nodules ; l'on ne pourra même probablement jamais le démontrer, puisqu'il y a là une sorte de dilemme dont il est difficile de se débarrasser. Constatons seulement que, dans certains cas, les nodules sont plus nombreux, plus confluents, dans d'autres, plus rares ; dans le premier cas, la tendance à la gomme ou au ramollissement central de ces nodules conglomérés sera peut-être plus accentuée ; dans le second, les nodules disséminés verront le tissu interstitiel prédominer, et la lésion marcher plutôt vers l'organisation fibreuse définitive, vers la sclérose.

Ceci dit, revenons aux lésions de la première période : dans les parois des vaisseaux, peu de troubles encore, à peine quelques cellules jeunes apparaissent, résultat d'une prolifération ou de la diapédèse ; du côté des tubes séminifères, même absence de lésions, et c'est le fait important, nous y insistons à dessein ; l'épithélium des tubes peut encore proliférer, et produire, au moins par places, des spermatozoïdes. Il est bien certain que par-ci par-là l'affection sera plus avancée, que quelques tubes pourront déjà avoir un épithélium granuleux ; mais la majeure partie est encore saine.

A l'œil nu, cette lésion primitive se caractérise principalement par une hypertrophie de tout ou partie du testicule, par une augmentation de volume facile à apprécier à la vue et au toucher. Cette augmentation a lieu d'étonner, si l'on considère le peu d'extensibilité de la tunique albuginée qui bride l'organe de tous côtés ; mais que l'on se rappelle ses lésions que nous avons décrites, et qui évoluent parallèlement à celles du testicule, lésions ayant pour résultat de ramollir cette membrane fibreuse si résistante à l'état normal, mais qui, ainsi altérée, se prêtera facilement à une distension totale ou partielle.

Qu'à cette période tout désordre vienne subitement à disparaître, que la compression commençante vienne à cesser sur les tubes, ceux-ci pourront recouvrer parfaitement leur état normal; la sécrétion des spermatozoïdes se rétablira dans son intégrité à peu près absolue. Car les éléments interstitiels, embryonnaires, lymphoïdes, vont disparaître, cela est certain ; ils peuvent être résorbés, fussent-ils même accumulés en nodules plus ou moins nombreux. Le même fait s'observe chaque jour pour des lésions analogues, dans lesquelles un engorgement inflammatoire, souvent énorme, se résorbe très facilement ; l'état normal est reconstitué. Ainsi la papule syphilitique, par exemple, qui n'est qu'une infiltration du derme par des éléments lymph oïes, disparaît très rapidement sous l'influence du traitement, par résorption de ces mêmes éléments lymphoïdes ; même chose se passe dans le phlegmon sous-cutané, et dans l'adénite aiguë non suppurée, etc. Mais rappelons-nous qu'en certains points de l'organe, le travail prolifératif aura peut-être été plus avancé, et qu'en ces points la résolution parfaite ne se fera plus ; il y persistera des nodules fibreux plus ou moins considérables, mais insuffisants toujours pour gêner le fonctionnements de l'organe.

Les altérations primitives et intimes du parenchyme testiculaire étant ainsi comprises, il est aisé d'éclaircir le doute qu'émet M. Gosselin (1), quand il dit : « On n'a pas eu assez fréquemment l'occasion de faire l'anatomie du sarcocèle syphilitique récent pour savoir exactement ce qu'il contient à cette époque, nos auteurs modernes n'ayant eu à leur disposition que des tumeurs déjà anciennes. En attendant des notions plus précises, il nous est permis de présumer que l'augmentation de volume s'explique, par ce dépôt mollasse et factice que l'on attribue à une seconde période, et qu'on caractérise par le mot orchite gommeuse et par un commencement de transformation cellulo-fibreuse qui n'est pas arrivé encore au tissu fibreux parfait. »

Cette première phase de la maladie, cette première étape anatomique des troubles que le microscope nous permet d'observer étant constituées, si à ce moment la résolution ne se fait pas, faute de traitement ou pour toute autre raison, la lésion aura une évolution fatale, qui la conduira à deux processus terminaux bien différents, mais non moins fâcheux : le premier

(1) Dict. Jaccoud. Art. *Testicule*, p. 286.

s'appellera la sclérose, le second sera la nécrose, amenant à sa suite, soit une résorption ou une cicatrice, soit une élimination, donnant lieu à la suppuration et au bourbillon.

Étudions maintenant le mode de production de ces deux lésions.

Que, pour une raison encore inconnue jusqu'ici, le ssu em - bryonnaire interstitiel et péricanaliculaire évolue vers un type plus parfait, ce tissu de néoformation va produire sur la glande des résultats que non seulement nous pouvons déjà soupçonner, mais encore que l'examen des faits nous montrera comme véritablement réalisés. L'hypertrophie conjonctive, en englobant dans son épaisseur vaisseaux sanguins et tubes séminifères, empêchera la circulation dans les premiers, et la spermatogénèse dans les seconds ; tandis que le passage du sang deviendra de plus en plus difficile, impossible même dans les vaisseaux, l'épithélium des tubes séminifères deviendra granuleux, graisseux, puis finalement se résorbera. Ce tissu inodulaire, cette cicatrice interstitielle qui est en train de s'organiser, étranglera et étouffera tous les éléments nobles de la glande, ainsi que les nodules lymphoïdes semés çà et là ; la rétraction atteignant ses dernières limites, elle produira réellement la sclérose du testicule.

Ainsi, volumineux, hypertrophié au début par l'augmentation conjonctive qui le distendait, le testicule, plus tard, diminue de plus en plus, se rétracte et s'atrophie véritablement. Et alors de deux choses l'une : ou bien la dégénérescence fibreuse n'a été que partielle, lobulaire, il s'est produit une *atrophie lobulaire* peu appréciable au toucher, se traduisant simplement par une dépression au niveau de la partie affectée. Ou bien, la dégénérescence a été étendue, générale même ; dans ce cas, l'atrophie portant sur tous les cas à la fois, l'organe diminue en masse, se ratatine en se bosselant, en se déformant, et finit par n'avoir plus que le volume d'une noix, d'une châtaigne, ou même d'une olive, ou d'un haricot. Sur un malade de M. Fournier, un des testicules était tellement réduit, qu'on avait peine à le trouver dans les bourses. Au point de vue physiologique, l'organe n'existe plus, il y a une véritable « castration sous-albuginée. »

Pendant que ces phénomènes se passent sur certains points de la glande, sur d'autres ou même sur la glande entière, une évolution autre peut se faire, évolution qui aboutira au ramollissement caséeux. Ce résultat est dû à la prédominance des nodules ou gommes microscopiques, des follicules isolés ou agglomérés. Ici, comme pour la sclérose, le ramollissement pourra se montrer dans la glande tout entière, ou ne s'opérer que par places.

Quelle est la cause de ce ramollissement, de cette dégénérescence ? Nous avons vu précédemment combien dans les testicules syphilitiques la nutrition était gênée par suite des lésions vasculaires, et l'on conçoit qu'un trouble circulatoire, même léger, venant se surajouter à cette gêne, puisse entraîner la mort d'un tissu qui se trouvait déjà dans une telle imminence morbide. Parmi les facteurs qui empêchent l'irrigation sanguine des territoires menacés, nous avons déjà cité le développement nodulaire considérable que présentent les parties caséifiées ; il a double effet : d'une part, il comprime les vaisseaux et empêche le sang d'arriver en aussi grande quantité ; d'autre part, il constitue une formation nouvelle qui exige une alimentation plus abondante ; bref, il affame les tissus au milieu desquels il se développe et succombe avec eux.

Cette explication n'est pas suffisante encore, puisqu'il est des parties caséifiées dans lesquelles le développement nodulaire n'est pas plus considérable que dans les parties restées vivantes. Il faut alors faire intervenir, et M. Malassez insiste sur ce fait, les altérations des tuniques interne et moyenne des gros vaisseaux, lesquelles sont surtout intenses au niveau des masses caséeuses. Peut-être est-ce le voisinage de nodules plus considérables qui les a amenées ? Peu importe, il est certain qu'elles doivent réagir à leur tour sur les nodules et favoriser leur dégénérescence en troublant leur circulation, soit qu'elles produisent seulement une diminution du débit sanguin, soit qu'elles favorisent les coagulations. Un point de détail à remarquer (Malassez), c'est que les vaisseaux ainsi altérés se trouvent toujours sur les côtés des masses caséeuses, comme si les troubles de circulation produits par leurs lésions se faisaient sentir, non dans les régions où se rendent leurs branches terminales, mais dans celles qui sont irriguées par leurs branches collatérales.

En résumé, ces masses caséeuses seraient tout à fait les analogues des nécroses que l'on observe dans les os syphilitiques; et si elles sont si résistantes à l'ongle, c'est que la dégénérescence ne porte pas seulement sur des néoformations cellulaires, molles par conséquent, mais sur un tissu préalablement sclérosé. La masse caséeuse n'est pas simplement une gomme dégénérée, comme on semble le croire, c'est une nécrose de toute une partie de la glande.

Jusqu'alors la masse caséeuse qui vient de se former, n'est pas encore enkystée, mais elle peut le devenir, et voici comment : la zone fibreuse extérieure serait causée par l'irritation produite par la masse elle-même sur le parenchyme environnant, comme la sclérose testiculaire l'est par les nodules, si l'on en croit la théorie de M. Malassez; la bordure opaque ainsi produite serait, en effet, comme un immense nodule étalé à toute la surface du centre caséeux, lequel s'étendrait de dedans en dehors, rongeant peu à peu la zone fibreuse, tandis que ses parties les plus internes se transformeraient et donneraient lieu à la bordure claire. Les parties les plus internes de cette bordure claire dégénéreraient, toujours comme le centre des nodules susdits, et ces parties dégénérées s'ajouteraient au centre caséeux qui en serait accru d'autant. Ainsi s'accroîtrait ce centre, au fur et à mesure que sa bordure rouge s'étendrait au dehors; bien des ulcères syphilitiques ne se comportent pas autrement.

En faveur de cette manière de voir plaide un fait constaté plusieurs fois par M. Malassez. C'est l'existence, dans les parties périphériques du centre caséeux, de parties qui rappellent tout à fait la structure de la bordure claire; il n'y a pas de doute que ce soient des fragments de cette bordure qui ont dégénéré et qui maintenant font partie de la masse caséeuse. Toutefois, ce n'est là qu'un fait exceptionnel et que l'on devrait rencontrer partout, si la signification des couches d'enkystement était toujours telle que nous l'avons supposée. Il ne faudrait pas non plus observer de traces du parenchyme testiculaire, dans les parties périphériques du centre caséeux, si ces parties provenaient réellement de la bordure claire et de la bordure opaque, lesquelles n'en contiennent jamais. Or, c'est ce qui n'a pas lieu; on peut trouver dans ces régions des travées fibreuses qui n'ont ni la direction ni l'aspect de celles de la bordure claire, des restes de gros vaisseaux, ou des tubes séminifères. Cette première hypothèse est donc inadmissible; tout ce qu'il en reste, c'est la possibilité de mortifications partielles atteignant les parties les plus internes de la bordure claire.

Il est un fait important que l'on a observé dans les gommes du foie, et qui doit un instant attirer notre attention : c'est que, plus leur centre caséeux est rétracté, plus leur atmosphère fibreuse est développée. Les analogies frappantes que présentent ces gommes et les masses caséeuses enkystées du testicule, ont conduit M. Malassez à rechercher si les couches d'enkystement ne sont pas, contrairement à notre première hypothèse, des agents de résorption. Déjà, en décrivant la structure de ces masses, nous avons indiqué le rôle particulier que le savant histologiste du Collège de France attribue à chacune des diverses couches enveloppant le centre caséeux. Or, pour vérifier cette seconde hypothèse, il fallait voir s'il y avait quelque similitude de structure entre l'enkystement de nos masses caséeuses et celle de corps étrangers résorbables, tels que des fragments de tissus durcis, qui ont été placés et laissés quelque temps dans la cavité abdominale. C'est, en effet, ce qui a lieu. S'il ne s'est pas fait de suppuration, on trouve ces corps étrangers enveloppés d'une capsule fibreuse; sur les coupes, on peut constater que cette capsule est dans ses parties les plus internes riche en éléments dits embryonnaires, qu'entre elle et le tissu mortifié, il existe une couche de grandes cellules épithélioïdes; qu'enfin, les parties périphériques du tissu mortifié sont infiltrées de globules blancs. Ce n'est pas tout: on sait qu'avec le temps ces corps étrangers sont usés peu à peu et finissent même par disparaître. Certes, il y a des différences de détails entre ces membranes d'enkystement et les nôtres, mais les ressemblances sont assez frappantes pour nous confirmer dans notre seconde hypothèse (Malassez).

Enfin à côté de ces masses caséeuses enkystées ou non, on en peut trouver qui soient ramollies, ou qui, sous forme de bourbillons, soient plus ou moins détachées du parenchyme, formes décrites par les auteurs. Il est facile de comprendre que ces masses, provoquant autour d'elles une inflammation plus ou moins vive, peuvent à leur tour être isolées des parties environnantes, mais aussi que le ramollissement peut gagner vers la superficie ; et qu'alors, masses caséeuses ou bourbillons, venant à s'éliminer à travers une ouverture de l'albuginée et des enveloppes scrotales elles-mêmes englobées dans l'inflammation destructive, on se trouvera là en présence d'une véritable caverne. Cette caverne pourra subir deux évolutions bien différentes : d'une part, la masse mortifiée ou ramollie, corps étranger, en un mot, ayant été expulsée, les parois de la caverne iront se rétractant, finiront par se toucher, et finalement se cicatriseront. Ou bien, ces parois restant béantes, au moins en partie, les bourgeons charnus qui auront poussé sur leur surface, prenant une extension inaccoutumée, pousseront au dehors sous forme d'un véritable champignon : le fongus profond ou parenchymateux sera constitué ; d'autres fois, une fistule persistera indéfiniment, sans qu'on puisse à cela invoquer une raison plausible. Nous ne voulons pas ici entrer dans des détails sur l'étude du fongus, notre intention étant d'y revenir dans un chapitre spécial ; nous devions seulement indiquer en passant comment il se forme, comment il peut être, le processus terminal auquel aboutit l'évolution de la gomme.

Et du reste, ne voyons-nous pas la syphilis évoluer dans d'autres organes et d'autres parenchymes, d'une façon analogue à celle que nous venons de décrire pour le testicule ? Ainsi, et dans une communication orale récente, M. Malassez insistait encore devant nous sur ces faits, il n'est pas rare de voir à un moment donné survenir des inflammations chroniques à la surface des os, sous le périoste : elles évoluent d'une façon identique à celle du tubercule. On verra d'abord se produire une *ostéite raréfiante*, avec distension de l'os, par suite de l'interposition dans son épaisseur du produit nouveau, la matière gommeuse ; puis ce produit se résorbera, s'organisera, ce sera l'*ostéite condensante* ; ou bien cette condensation pourra être telle que, la vie n'étant plus possible, une *nécrose* se produira dans l'os hyperplasié et éburné ; cette épine, ce corps étranger, irritant les parties environnantes, provoquera une *inflammation éliminatrice*, laquelle à son tour finira par *la cicatrisation*. Dans le testicule, une évolution absolument semblable surviendra, et ses différents stades peuvent être placés en regard de ceux de la lésion osseuse : c'est d'abord l'*infiltration nodulaire* avec augmentation de volume de l'organe par écartement des tubes séminifères ; puis l'organisation fibreuse amènera la *sclérose conjonctive ;* ou bien, si cette dernière est exagérée en un point, on verra se former des *masses caséeuses*, véritables nécroses, qui, ou se résorberont, ou *s'élimineront ;* la cicatrisation surviendra ensuite plus ou moins rapidement.

Nous avons déjà parlé du foie : il y a de même dans un premier degré de l'hépatite interstitielle, soit diffuse et généralisée, soit circonscrite, mais toujours caractérisée par du tissu fibreux de nouvelle formation. Plus tard, apparaîtront des mortifications, véritables gommes suppurées. Dans le poumon aussi, il existe une pneumonie syphilitique interstitielle, diffuse ou circonscrite, observée chez les nouveau-nés, analogue à la pneumonie blanche des adultes décrite par Virchow.

La ressemblance est donc frappante entre les diverses lésions que provoque la syphilis dans les divers parenchymes ; il est inutile, croyons-nous, d'insister plus longuement sur ce sujet, et de multiplier davantage les exemples.

Mais il est un point de doctrine, soulevé par M. Reclus, que nous croyons bon de rappeler ici, parce que la discussion s'en comprendra plus aisément après la description anatomique et les considérations de physiologie pathologique que nous venons d'esquisser. M. Reclus, pour désigner les lésions du début de l'orchite syphilitique, lésions caractérisées par la prolifération interstitielle du tissu conjonctif, par la présence de quelques nodules lymphoïdes isolés ou agglomérés, ramollis plus tard et devenus caséeux, M. Reclus, dis-je, désigne ces lésions sous le nom de *scléro-gomme*. Cette désignation, appliquée au début de l'affection, ne répond pas, selon nous, à la réalité des faits ; car, pour qu'il y ait véritablement sclérose, il faut des caractères microscopiques et macroscopiques tout autres que ceux que nous avons constatés dans cette période de début. En effet, dans la sclérose d'un organe, nous avons affaire à un tissu fibreux déjà organisé, déjà en état de rétraction, provoquant la diminution de volume de l'organe atteint, et étouffant ses éléments nobles, les tubes séminifères, dans le cas particulier. Au début de la cirrhose du foie, alors que l'organe, énormément augmenté de volume, présente des éléments conjonctifs multipliés en grand nombre, mais non encore organisés, désignera-t-on la lésion simplement du nom de cirrhose? Non, car on sent que ce mot est non seulement impropre, mais encore insuffisant pour indiquer les caractères de l'affection à son début, et l'on est obligé d'ajouter le qualificatif « hypertrophique », qui montre bien l'augmentation de volume de l'organe, mais ne nous dit nullement la nature de la lésion; par cirrhose hypertrophique, nous entendons donc simplement parler d'une lésion du foie, dont l'augmentation de volume est due à une multiplication énorme de certains de ses éléments, en particulier, de sa gangue conjonctive.

Il n'en est pas autrement pour le testicule, et nous croyons qu'il est faux de désigner l'orchite au début, alors qu'il n'y a qu'augmentation de volume, sous le nom de sclérose ou de scléro-gomme. Le mot de gomme, d'ailleurs, ne devrait pas davantage être employé à ce moment de la maladie, si l'on s'en tenait au langage habituel qui désigne sous le nom de gomme les nécroses limitées et partielles ; or ce n'est qu'à une époque assez éloignée du début de la maladie que la nécrose centrale ou périphérique survient; tant il est vrai qu'elle provoque autour d'elle un travail plus actif qui hâtera la sclérose destinée à produire son enkystement.

Nous rejetons donc pour notre part le terme de scléro-gomme, appliqué à la première période de la syphilis testiculaire. C'est une irritation, une orchite interstitielle; il y a multiplication d'éléments, et partant augmentation de volume; et nous préférerions, pour cette raison, désigner la lésion sous le nom d'*orchite interstitielle nodulaire;* le mot interstitiel nous semble même de trop, car l'on sait bien que ce ne sont jamais les tubes séminifères qui sont enflammés ou altérés les premiers, mais qu'au contraire le mal débute toujours par le tissu conjonctif interstitiel.

Et, plus tard, en sera-t-il encore de même, alors que les

lésions auront évolué soit vers l'atrophie, soit vers la nécrose et la suppuration? Oui, sans doute : car, au fur et à mesure que le tissu embryonnaire s'organisera et prendra type, ses propriétés de rétraction se manifesteront, l'atrophie surviendra ; c'est alors véritablement à *la sclérose* que l'on aura affaire.

Mais on ne manquera pas de nous objecter que les recherches microscopiques, et même un examen attentif à l'œil nu, démontrent souvent la coexistence de petits foyers gommeux au milieu du parenchyme sclérosé. M. Hutinel les a trouvés dans l'orchite de la syphilis héréditaire ; M. Malassez, sur des coupes de testicules sclérosés, a vu par transparence, et M. Reclus les a constatés avec lui, de petits amas mortifiés de la grosseur d'un grain de mil. M. Hayem, du reste, a observé des faits analogues dans les foies « ficelés » qu'il a si remarquablement décrits. Mais, d'autre part aussi, M. Brissaud cherchait en vain ces gommes microscopiques dans un testicule dont le congénère était le siège de superbes noyaux.

Et, d'ailleurs, l'aspect anatomique du testicule hypertrophié est-il notablement changé à cause de la présence de quelques noyaux caséeux plus ou moins faciles à découvrir et cachés dans le plus épais de son parenchyme? La symptomatologie sera-t-elle bien différente de ce qu'elle serait, si ces noyaux n'existaient pas? Nullement : car l'évolution régressive, l'atrophie, la sclérose de l'organe ne s'en produiront pas moins (il faut, bien entendu, qu'aucun traitement n'en vienne arrêter le cours). En veut-on la preuve? Elle nous est fournie par M. Reclus lui-même, qui, pour expliquer le peu de succès des recherches de M. Brissaud, nous dit que le processus atrophique était déjà très ancien, que les petits amas pouvaient être déjà résorbés ; bien plus, le même auteur admet qu'une gomme, c'est-à-dire un amas caséeux bien plus considérable que ceux qui viennent de nous occuper, que cette gomme peut disparaître, « ne laissant comme vestige de son existence que le tissu scléreux de son enveloppe » Voilà pour la sclérose véritable.

D'autre part, au contraire, supposons que c'est la gomme qui prédomine. Si elle est centrale, on ne la soupçonnera pas ;

le testicule hypertrophié ne sera pas différent de ce qu'il était
tout à l'heure avec ses traînées caséeuses disséminées. Est-elle,
au contraire, périphérique, superficielle, ses manifestations
l'emporteront la plupart du temps sur les symptômes de sclérose qui se passent du côté du testicule; or, celui-ci n'en sera
pas moins hypertrophié, grâce à l'irritation provoquée par la
présence de la gomme. Si celle-ci suppure et s'ouvre à l'extérieur (le traitement, bien entendu, n'intervenant pas), le fongus
qui se produira, ou bien la suppuration longtemps entretenue
et prolongée, finiront par anéantir l'organe : ce qui reste du
testicule pourra même être réduit presqu'à rien, grâce à une
sclérose consécutive. Dans ce cas, c'est donc bien à une gomme
du testicule que nous avions affaire, comme tout à l'heure,
nous étudions sa régression scléreuse; ces processus terminaux ont été l'un et l'autre précédés par l'hypertrophie; jamais
leur association n'a pu mériter, au moins dans la grande majorité des cas, la dénomination de scléro-gomme, comme le
veut M. Reclus.

Ce n'est pas à dire cependant, et nous insistons sur ce point
pour bien affirmer notre opinion à cet égard, ce n'est pas à
dire que sclérose et gomme ne puissent pas coexister; mais
nous croyons que cette coexistence n'exerce pas une influence
bien considérable sur les manifestations isolées de la sclérose
et de la gomme. Ce que nous prétendons, c'est que le terme
de scléro-gomme ne peut s'appliquer à la première phase de
l'étape parcourue par le sarcocèle, et qu'il serait préférable,
selon nous, d'employer l'ancienne dénomination d'orchite interstitielle, ou mieux encore *d'orchite nodulaire ou diffuse;*
plus tard, enfin, surviendront ou la sclérose, ce sera l'*orchite
atrophique,* ou la nécrose, qui pourra donner lieu à *la gomme
ramollie* et à l'*orchite suppurée.*

En résumé, nous avons essayé, dans ce chapitre de physiologie pathologique, de montrer dans une vue d'ensemble l'évolution possible et certaine lorsque les lésions sont abandonnées
à elles-mêmes, du processus néoplasique déterminé par le
virus syphilitique localisé dans le testicule. Je sais bien qu'on
a objecté que certains de ces termes, la sclérose, mais surtout
la suppuration, sont rarement atteints, que quelques auteurs

même les nient; mais d'autres les décrivent bien minutieusement et avec détail, parce qu'ils ont eu occasion de les observer. Autrefois aussi, ces différents stades étaient plus souvent observés, mais l'étiquette qu'on leur appliquait portait une autre dénomination; et il est facile, dans mainte observation d'orchite chronique des anciens auteurs, de reconnaître les symptômes de la vérole testiculaire.

Si aujourd'hui les lésions avancées du testicule sont rares, si quelques auteurs ont même pu les nier, c'est qu'eux-mêmes savent mieux reconnaître le sarcocèle syphilitique, et cela à une période plus rapprochée de son début; c'est peut-être aussi que les malades sont moins négligents; et plus d'un testicule autrefois enlevé pour une tumeur maligne, fond aujourd'hui comme par enchantement sous l'influence du traitement anti-syphilitique administré à temps. C'est là, croyons-nous, le seul secret de certaines dissemblances qui ont existé et qui existent encore parmi les auteurs; c'est, du reste, ce que nous verrons encore plus clairement dans le chapitre de la symptomatologie.

IV

ÉTIOLOGIE

Il est aujourd'hui universellement admis que l'orchite interstitielle hypertrophique, avec sa terminaison possible, la sclérose, que la gomme aussi, sont des produits directs de la syphilis; mais au-dessous de cette cause primordiale, il est quelques circonstances d'importance secondaire, qui hâteront l'apparition du sarcocèle.

Nous avons donc à établir successivement l'action *essentielle* de la syphilis, puis ses causes *occasionnelles*, sans lesquelles peut-être la tumeur ne se fût point développée.

A. *Causes essentielles.*

Disons immédiatement que le sarcocèle n'est pas un accident fatal de la diathèse syphilitique, car la plupart des syphilis évoluent sans retentir sur la glande spermatique. Il est difficile de fixer avec quelque précision la fréquence relative des localisations de la vérole sur le testicule; peut-être même est-ce impossible, à cause de l'indolence et de la lenteur insidieuse et sournoise avec laquelle elles évoluent. Voilà pourquoi on fera bien toujours dans la pratique de suivre ce précepte de Ricord, qui dit qu'il « faut qu'un médecin chargé d'un service de syphilitiques surveille plus les testicules de ses malades que les malades eux-mêmes. »

Ces rapports de fréquence ont cependant été cherchés, et Balme, dans sa thèse (1876), publie une statistique de Fournier, d'après laquelle, sur 2,300 observations, il y a eu 70 cas de sarcocèle, soit 1 pour 32.

L. Jullien estime que les lésions spécifiques trouvées dans les bourses s'observent à peu près dans un dixième des cas de véroles tertiaires (25 cas sur 234, d'après sa statistique).

Dans deux relevés faits par Reclus, cet auteur a trouvé 1 cas sur 38, et 1 cas sur 37 ; mais pour conclure, dit-il, il faudrait un nombre de faits bien plus considérable.

Voilà pour les lésions testiculaires prises en masse.

Tédenat, dans les faits qu'il a observés, trouve la proportion plus grande pour l'épididyme syphilitique secondaire : sur 32 cas de vérole, dont l'évolution a pu être suivie dès le début et pendant plusieurs années, il l'a noté 8 fois, dont 3 faits de lésions bilatérales. A l'Antiquaille, dans le service de Dron, sur 200 syphilitiques observés en 6 mois, cette affection fut constatée 16 fois.

Pour ce qui est des syphilomes tertiaires, Tédenat en a observé 15 cas, soit aux consultations de l'Antiquaille ou de l'Hôtel-Dieu de Lyon, soit encore en ville ; mais il ne peut dire, même approximativement, le nombre des vérolés soumis à son observation, ce nombre s'élevant à plusieurs centaines : car ses observations embrassent une période de dix ans.

Du reste, Ricord lui-même avait déjà dit que l'orchite est par excellence un accident tertiaire ; mais, malgré la fameuse loi qui veut que la syphilis marche de la superficie vers la profondeur, on sait que certaines lésions parenchymateuses peuvent être très précoces et coïncider avec les premières lésions secondaires.

Pour le testicule, en particulier, l'envahissement en pleine période secondaire n'est pas rare ; ainsi, dans un cas de Vidal de Cassis, il survint au cinquantième jour ; Nélaton signale un début d'orchite interstitielle au bout de trois mois et demi ; Curling et Hamilton, Ricord lui-même, en ont rencontré plusieurs semblables, et Reclus a observé un cas du même genre. Aussi Ricord a-t-il pu dire, démentant ainsi la loi que lui-même avait formulée : « Le sarcocèle appartient aux accidents tertiaires par la nature des tissus qu'il affecte, et aux secondaires par l'époque de son apparition. »

En résumant les tableaux de Tédenat, nous trouvons que le syphilôme secondaire (épididymite) apparaît en moyenne quatre mois et demi après les premiers accidents ; le syphilôme tertiaire (orchite), près de quatre ans et demi après l'accident initial.

C'est donc, en somme, un accident jeune de syphilis tertiaire, et surtout commun dans la deuxième, troisième et quatrième année; « passé ce terme, sa fréquence diminue de plus
en plus; il n'est pas très rare cependant de le constater de la
cinquième à la dixième année. » (Fournier.)

D'après Tédenat encore, sur 12 cas provenant des cliniques
de Langenbeck, Socin et Baum, 4 fois l'affection survint après
1 an, 1 fois après 2 ans, 8 fois après 5, 6, 7, 8, 10, 12 et
16 ans (Kocher, *loc. cit.*). D'autre part, Bumstead (1) les a vus
paraître cinq ou six mois après l'infection, en coïncidence avec
la roséole et l'angine spécifiques.

Les syphilômes du testicule sont de tous les âges. Curling et
Gosselin, Th. Bryant (1863), North (1862), Obédénare (*in
Hist. path.* de Cornil et Ranvier), ont cité des cas d'orchite
syphilitique chez de jeunes enfants. Les faits de Jullien se di-
visent comme suit : 2 cas avant 20 ans (17, 18 ans), 7 cas de
20 à 30 ans; 9 cas de 30 à 40 ans; 4 de 40 à 50 ans.

C'est dans la période de la plus grande activité sexuelle que
la syphilis frappe d'ordinaire le testicule; ce qui tient, d'après
MM. Gosselin et Walther, au délai habituel de l'apparition de
l'accident, mais peut-être aussi aux conditions favorables de la
localisation qu'engendre la fatigue de l'organe dans toute
cette période de la vie. On voit ensuite le sarcocèle devenir
moins fréquent à mesure que l'âge avance, de sorte qu'il est
très rare chez le vieillard. Chez l'enfant, au contraire, on l'observe souvent, et il se présente alors non plus comme un effet
de la vérole acquise, mais comme une manifestation de la vérole héréditaire. Il est si fréquent sous cette dernière forme,
que, d'après les travaux de Parrot et de Hutinel, on le rencon-
trerait dans plus du tiers des cas chez les jeunes syphilitiques.

L'influence du tempérament et de la constitution, si nous en
croyons Tédenat, ne donne lieu à aucune considération particulière. La scrofule, le lymphatisme, offrent plus de prise à la
syphilis, mais sans attirer la localisation sur le testicule plus
que sur les autres organes. Les *scrofulates de vérole* sont cer-

(1) Bumstead, *on venereal Diseases*, 3e édition, p. 611.

tainement plus fréquents sur la muqueuse bucco-pharyngienne que sur la glande séminale.

Mais on peut se demander si, chez des individus ainsi débilités, la suppuration est plus fréquente que la sclérose : c'est aux observations ultérieures à répondre, car nous n'avons rien trouvé de noté à ce sujet dans les cas publiés jusqu'alors.

D'autres causes de débilitation, telles que l'habitation des climats chauds et humides (Cochinchine), auraient une influence incontestable sur l'étiologie de la syphilis tertiaire (Tédenat).

L'orchite syphilitique est-elle « l'expression d'une vérole forte?» Pour Reclus, il y a deux éléments dans le problème : d'une part, évidemment, une syphilis maligne a grande chance de provoquer un sarcocèle, parmi ses multiples manifestations ; ainsi Ricord, dans des observations de syphilis grave, consigne une lésion du testicule tous les cinq ou six cas. Mais, d'autre part aussi, le virus peut être moins actif et le terrain moins préparé, le tissu se défend mal et l'altération se développe ; tel sera le cas pour un testicule taré par des inflammations antérieures, ou pour un individu dont l'état général sera altéré d'une façon ou d'une autre. Et le même virus, ajoute M. Reclus, qui, dans un testicule ou dans une portion de testicule, ne déterminera qu'un léger degré de sclérose, produira, dans une autre glande plus prédisposée, un ou plusieurs dépôts caséeux.

Hâtons-nous cependant de faire remarquer, avec MM. Gosselin et Walther, que ce rapport n'a rien d'exclusif, et qu'il serait prématuré de conclure de l'apparition de la lésion à la malignité de l'infection.

B. *Causes occasionnelles.*

Le testicule peut être frappé dans le cours d'une syphilis légère, et c'est pour expliquer la localisation dans ces circonstances que l'on a invoqué des causes occasionnelles dont l'influence a été nettement démontrée dans certains cas. Elles seront l'occasion sans laquelle, peut-être, la tumeur ne se fût point développée. Les travaux de M. Verneuil et de son élève,

L. H. Petit, nous ont appris que les syphilômes choisissent souvent de préférence les organes affectés d'une tare.

Souvent le testicule est fatigué par les excès ; tous les auteurs, de Ricord à M. Fournier, croient à la valeur de cette cause occasionnelle. « Sur plusieurs malades, nous dit ce dernier auteur, le développement du sarcocèle avait succédé manifestement à un véritable surmenage, à des prouesses érotiques immodérées. »

« Si les syphilitiques hommes de cabinet, dit Valette, de Lyon, meurent de syphilis cérébrale, les vérolés entachés « du vice de paillardise » sont très menacés de syphilômes testiculaires » (Tédenat).

Les inflammations anciennes, les vieilles orchites, les vieilles épididymites blennorrhagiques, les lésions de quelque nature qu'elles soient, qui entretiennent dans la glande un état d'inflammation subaiguë ou chronique, sont une cause puissante de cette détermination pathologique. Ces idées ont été vivement combattues par Hélot (Gosselin et Walther).

Comme les vieilles inflammations agissent les traumatismes, et il existe dans la science des cas avérés dans lesquels des violences extérieures, des coups portés sur le testicule, ont marqué le début et, sans doute, provoqué l'apparition d'une orchite syphilitique ou d'une gomme ; de même, une inflammation de cause traumatique pourra, chez un tuberculeux, déterminer une poussée de tubercules.

A toutes ces causes, Ricord ajoute « la continence trop prolongée, cause qui se rencontre assez rarement. »

Au contraire, l'état de congestion entretenu dans le testicule par les excès vénériens, par la masturbation, est une cause de même ordre sur laquelle nous avons insisté il n'y a qu'un instant.

Mais, en réalité, les cas sont rares, dans lesquels on peut rattacher le début de la lésion à une de ces causes ; le développement spontané reste la règle, et la loi posée par Dupuytren est toujours vraie, à savoir, que l'apparition, sans causes connues, d'une tumeur testiculaire, chez un sujet syphilitique, doit, *à priori*, faire soupçonner la nature spécifique de la lésion.

Et pour la production des gommes suppurées et des fongus,

ces causes occasionnelles auront-elles une action aussi manifeste ? M. Reclus en rapporte plusieurs observations qui semblent bien probantes. Dans un premier cas de West, un individu, onze mois après un chancre, a les bourses violemment heurtées par une balle en caoutchouc ; la glande gonfle et adhère aux téguments, la tumeur reste longtemps stationnaire ; puis, au bout de deux ans et demi, elle s'échauffe, la peau s'ulcère, une gomme s'évacue, puis un fongus apparaît. Dans un second fait, sept ans après le début de la syphilis, un individu jouait avec un homme qui lui pinça les testicules ; la douleur fut si vive, qu'elle provoqua une syncope. Une orchite survint, qui s'abcéda au bout de trois mois. Ici encore, il y eut fongus. Dans une observation de Lawrence, les bourses avaient été contuses par le pommeau d'une selle ; les deux testicules s'enflamment et suppurent, et deux fongus apparaissent successivement. Une autre fois, c'est d'après M. Dieulafoy de Toulouse, un malade atteint d'un sarcocèle traité par un médecin de rencontre, qui appliqua un emplâtre caustique : « Les enveloppes du scrotum furent détruites, et le testicule, sortant par l'ouverture, formait une tumeur granuleuse. » Ailleurs encore, c'est, d'après Serres, qui a observé le fait dans le service de Lallemand de Montpellier, une application de 150 sangsues qui provoque l'inflammation des enveloppes distendues par un testicule syphilitique, et permettant, à travers deux ulcérations, aux parties sous-jacentes de végéter et de venir former à l'extérieur des excroissances volumineuses. Mais on peut se demander si, dans tous ces cas, il s'agissait véritablement de sarcocèles syphilitiques.

Le trocart, évacuant une hydrocèle, peut aussi former un trajet qui livrera plus tard passage au fongus.

L'apparition spontanée du fongus n'en est pas moins le cas le plus ordinaire.

Mais il est difficile d'expliquer pourquoi et comment se produit le fongus profond ; pourquoi, la gomme évacuée, au lieu d'une tumeur, on peut avoir une fistule permanente, comme les auteurs en citent quelques cas.

Il n'est pas moins difficile, dit Tédenat, de juger l'influence du traitement spécifique : la plupart des malades l'ont, en effet, suivi pendant un temps variable ; et puis, sait-on toujours de quelle manière la médication hydrargyrique a été administrée ? Jullien s'est trouvé aux prises avec toutes ces difficultés dans ses *Recherches statistiques sur l'étiologie de la syphilis tertiaire* (Paris, 1874). Des faits nombreux qu'il a observés, recueillis dans les auteurs, ou qui lui ont été communiqués par Diday, il conclut : « Les syphilitiques mercurialisés *à secundariis* constituent la grande majorité des tertiaires ; viennent ensuite, par ordre de fréquence, les syphilitiques laissés à la marche naturelle de la maladie, et enfin ceux qui ont pris d'emblée le mercure. » Ainsi, sur 158 malades mercurialisés, 23 ont eu des syphilômes testiculaires ; sur 47, dont la syphilis a évolué naturellement, 3 seulement ont été atteints. « Explique qui pourra cette différence », ajoute Diday. — Quant à nous, nous pensons que, pour juger cette question, il faut une statistique plus riche en faits, et surtout des malades attentivement observés.

V

SYMPTOMES

Nous avons vu quels désordres anatomiques la syphilis imprime au parenchyme testiculaire : c'est d'abord un gonflement généralisé ou partiel que la résolution peut faire disparaître ; puis, si la lésion est abandonnée à elle-même, elle pourra aboutir à deux termes différents, la sclérose, d'une part, le ramollissement quelquefois suivi de fistule ou de fongus, après élimination, d'autre part.

Nous décrirons donc successivement : l'orchite interstitielle nodulaire, suivie d'atrophie, et l'épididymite de Dron ; nous dirons ce que l'orchite et l'épididymite présentent de particulier dans la syphilis héréditaire, et nous montrerons l'importance de la vaginalite liée à chacune d'elles ; puis, viendra la description de la gomme suppurée ou non ; et, enfin, le fongus, terminaison possible de la gomme ouverte à l'extérieur, par son importance, méritera que nous lui consacrions un paragraphe spécial.

I

ORCHITE INTERSTITIELLE NODULAIRE

C'est, comme le dit M. Reclus, la forme banale. Nous ne reviendrons pas sur la discussion que nous avons entreprise pour démontrer combien les termes de scléro gomme, adoptés par M. Reclus, ou même de sarcocèle scléreux, des anciens, nous paraissent impropres. Si nous adoptons le terme de nodulaire, ajouté à la dénomination d'orchite interstitielle, c'est que nous sommes convaincu que cette expression répond mieux à la réalité des lésions qui existent au début de la maladie; de plus, il est entendu qu'elle correspond à la période hypertrophique de l'affection.

Le début de cette orchite est insidieux; rarement une douleur violente traduit l'existence de la maladie, de sorte que le malade ne s'aperçoit souvent de sa présence que par hasard ou par la gêne que détermine l'augmentation du volume de l'organe malade. Très rares, tout à fait exceptionnels, sont les cas dans lesquels les malades sont avertis de l'origine de leur affection, soit par quelques sensations insolites vers les bourses, soit par quelques douleurs testiculaires, constrictives, avec ou sans irradiation vers les lombes. La règle, tout au contraire, d'après M. Fournier, le fait général, celui qui s'observe 19 fois sur 20 en moyenne, c'est que la lésion se produise d'une façon tout à fait ignorée. Aussi est-ce par hasard que les malades s'en aperçoivent; écoutez-les plutôt raconter eux-mêmes leur histoire : « Un beau jour, vous disent-ils, en m'habillant, j'ai porté la main sur mes bourses et j'ai senti là quelque chose de gros. J'avais une bourse plus gonflée, plus grosse que l'autre. J'en ai été très étonné, car je ne m'étais aperçu de rien, je n'avais éprouvé aucun mal, et je n'avais pas senti pousser cela, etc. » (Fournier). Aussi, en maintes occasions, est-ce le médecin qui découvre sur ses malades des sarcocèles plus ou moins développés dont ils ne s'étaient pas aperçus, dont ils n'avaient pas conscience.

Et du reste, rien d'étonnant à ce que les choses se passent de la sorte. Le sarcocèle syphilitique, en effet, est une dégénérescence qui se prépare et s'opère à froid, d'une façon indolente, aphlegmasique, latente (Fournier). Nulle rougeur morbide, nulle chaleur; pas le moindre signe d'inflammation extérieure, comme il s'en produit fréquemment à propos de certains états inflammatoires du testicule ou de l'épididyme, à propos de l'épididymite blennorrhagique, par exemple. Dans d'autres cas, au contraire, on constate une sorte d'œdème; les tuniques sont comme infiltrées; peu mobiles sur les parties sous-jacentes, et rappellent, par leurs rides et leur aspect chagriné, les bourses rétractées par le froid. M. Reclus rapporte le cas d'un malade de M. Ledentu qui présentait, sur un gros sarcocèle syphilitique, des téguments épaissis et rigides.

D'autres fois, il peut y avoir concomitance de lésions plus avancées des téguments, avec une hypertrophie testiculaire simple ; ainsi, dans le cas suivant que nous devons à l'obligeance de M. Kirmisson, la peau du scrotum était le siège de gommes suppurées, tandis que le testicule était simplement augmenté de volume ; nous rapportons ici cette observation avec quelques détails, car nous aurons à y revenir plus loin.

OBSERVATION I

G..... Pierre, âgé de 36 ans, tailleur, entré le 17 août 1882.

Antécédents. — Le malade dit avoir eu deux chancres à la couronne du gland, il y a cinq ans. Un peu plus tard, il présentait de la rougeur sur tout le corps, avait des plaques muqueuses dans la bouche et souffrait de la gorge. Pas d'alopécie. Il y a dix mois, apparition de deux nouveaux chancres, également à la couronne du gland ; mais l'infection syphilitique remonte manifestement aux premiers. On retrouve, dans les antécédents, plusieurs blennorrhagies. Jamais d'autre maladie antérieure.

Il y a trois mois que le malade s'est aperçu d'une tuméfaction de son scrotum du côté droit ; à ce moment il ressentait des douleurs dans l'aine ; néanmoins, il continuait à marcher. Depuis, la tumeur s'est un peu accrue : à un moment donné, le malade a remarqué sur la surface des bosselures qu'il compare à des noisettes, et qui se sont ulcérées depuis trois mois.

Etat actuel. — Le scrotum est tuméfié, surtout à droite ; il présente une teinte rouge violacée. A sa partie supérieure existent trois ulcérations situées à peu près au même niveau. L'une occupe la ligne médiane, à l'union de la verge et du scrotum ; les deux autres sont un peu plus bas, l'une à droite, l'autre à gauche, et symétriquement disposées. Elles ont apparu, à peu près, toutes les trois, en même temps. Il en existe une quatrième plus bas sur la ligne médiane : celle-ci revêt la forme d'une double perte de substance, les deux parties qui la composent étant séparées par un pont de peau saine, qui, d'après le malade, était plus large encore il y a une quinzaine de jours, et qui depuis n'a fait que diminuer.

Au-dessous des téguments on trouve, à gauche, le testicule complètement sain ; à droite, au contraire, la glande est extrêmement volumineuse ; son volume dépasse celui d'un œuf de poule. En avant, elle adhère à la face profonde du scrotum. Elle est très dense, et il est impossible de distinguer à la palpation ce qui appartient à l'épididyme et au testicule. Le cordon est lisse et son volume n'est pas augmenté. La tumeur n'est pas le siège de douleurs spontanées bien vives ; la pression elle-même ne détermine pas de douleur.

Traitement commencé le 20 août :

A l'extérieur : friction avec l'onguent napolitain.

A l'intérieur : un gr. d'iodure de potassium par jour, puis, quelques jours après, 2 gr.

On saupoudre les ulcérations d'iodoforme.

1er septembre. — Le fond des ulcérations se comble ; l'épididyme se détache manifestement du testicule qui se dégorge.

Le malade sort guéri le 27 septembre.

Immédiatement au-dessous des téguments, l'on peut souvent constater la participation de la séreuse vaginale à la lésion glandulaire. Différemment interprétée par les auteurs, l'hydrocèle a été considérée par quelques-uns comme un symptôme habituel de l'orchite hypertrophique. Ils la signalent d'une manière particulière et lui accordent même une grande valeur au point de vue du diagnostic. Ainsi, M. Gosselin (1) considère l'épanchement comme un des meilleurs signes pour déterminer l'origine syphilitique d'une tumeur testiculaire. M. Fournier (2) pense que « l'hydrocèle symptomatique du sarcocèle syphilitique est toujours ou moyenne ou minime tout au plus. Jamais elle ne devient très volumineuse. »

Pour M. Boursier (3), « l'épanchement de la vaginale est, pour ainsi dire, la règle ; seulement cette affirmation, absolument vraie pour l'orchite ou testicule scléreux, semble mise en doute pour certains cas d'épididymites et trouver quelques exceptions pour le testicule gommeux, à cause de la présence d'adhérence des deux feuillets de la séreuse. Toujours les lésions de la glande s'accompagnent de lésions de la vaginale, seulement l'inflammation adhésive est peut-être plus fréquente que ne le croyait M. Fournier ; du reste, cette fréquence de la vaginalite adhésive est indiquée avec soin dans le Traité de Pittha et Billroth, à propos des gommes du testicule. »

(1) Gosselin, *France médicale*, 1875.
(2) *Mouvement médical*, 1874, page 539.
(3) Boursier, *Etude sur les hydrocèles symptomatiques des tumeurs du testicule*, Th. de Paris, 1880.

C'est qu'en effet, si nous en croyons M. Tédenat (1), « la vaginale est plus souvent intéressée que ne l'indiquent la plupart des syphiliographes. Elle l'est toujours quand les lésions envahissent tout l'épididyme. On observe alors une vaginalite tantôt sèche, tantôt accompagnée d'un épanchement habituellement très minime, quelquefois, au contraire, très abondant (40 à 80 gr.). »

Dans deux observations, M. Tédenat note l'épaississement de la tunique vaginale, les frottements rudes, qui semblaient annoncer une vaginalite plastique, végétante ; lenteur de la résolution dans un cas, qui doit faire craindre que l'inflammation ne passe à l'état chronique et ne donne lieu plus tard à une hydrocèle ou à une hématocèle ; l'auteur rapporte un cas de pachy-vaginalite hémorrhagique syphilitique, qui, s'il est indubitable au point de vue du diagnostic, ne l'est peut-être pas autant au point de vue de l'étiologie.

M. Trélat (2), dans une leçon clinique récente, a aussi traité cette question de l'hydrocèle symptomatique, et il a eu surtout en vue l'hydrocèle double ; celle-ci, pour le savant professeur de Necker, serait toujours symptomatique de tuberculose génitale ; tandis que, dit M. Trélat, « MM. Gosselin, Verneuil après Ricord, renversent ma proposition, et pour eux une hydrocèle double est presque toujours symptomatique d'une lésion du testicule. Elle en est, en quelque sorte, la caractéristique. » M. Trélat ne partage pas cette manière de voir, et, d'après lui, cette hydrocèle syphilitique, lorsqu'elle existe, est minime, moyenne tout au plus ; jamais elle n'atteint les proportions des hydrocèles volumineuses, faciles à découvrir, analogues, en un mot, à la grosse hydrocèle vulgaire.

Cependant Hélot cite des cas d'orchites syphilitiques où l'épanchement était considérable. Dans une de ses observations, le scrotum était de la grosseur d'une tête d'enfant.

Les avis, on le voit, sont donc singulièrement partagés ; et, avec M. Reclus, nous conclurons volontiers que la majorité

---

(1) *Loc. cit.*
(2) Voyez *Semaine médicale* du 12 avril 1883. *Des hydrocèles doubles*, leçon clinique, par M. Trélat.

des orchites syphilitiques sont accompagnées, à une époque quelconque, d'un épanchement séreux; mais, il peut disparaître, et, une fois sur deux, l'explorateur ne le retrouve pas à l'époque où il examine les bourses.

Quant au testicule lui-même, voici ses caractères : nous avons déjà parlé de son indolence ; on peut le palper, le presser, en apprécier les moindres caractères de forme, de dureté, etc., il se laisse faire, dit M. Fournier, et permet sans douleur tous les modes d'exploration. De même, au reste, pour l'épididyme, alors qu'il fait partie de la tumeur.

Il n'est cependant pas absolument rare de rencontrer des sarcocèles douloureux. A la vérité, c'est par son poids, le plus souvent, que gêne le testicule ; c'est un tiraillement désagréable au niveau du trajet inguinal, et, dans les lombes, une sensation de pesanteur, que l'usage du suspensoir fait parfois disparaître. Reclus, Lejeal, Lancereaux, Hélot et Nélaton signalent des faits de ce genre.

De son côté, la glande présente les mêmes variations ; d'ordinaire, elle est plus grosse, parfois doublée ou triplée de volume ; elle dépasse rarement ces limites. Du reste, comme le fait très justement remarquer M. Reclus, on doit tenir compte des stades de la syphilis testiculaire ; si, dans une première période, la tumeur augmente, elle peut, dans une seconde, rester stationnaire ; puis, après un temps indéterminé, décroître et s'atrophier.

La glande, en général, conserve une forme à peu près normale.

Elle semble, tout au plus, avoir étendu ses diamètres primitifs, et, comme dit M. Fournier, c'est le « testicule amplifié ». Cependant, il n'est pas rare de la rencontrer aplatie d'un côté à l'autre, et Reclus a bien rendu cette disposition en la comparant à un galet de champ dans la cavité vaginale.

La consistance physiologique de la glande est modifiée, altérée, suivant l'un ou l'autre de ces deux modes : tantôt la tumeur présente simplement çà et là un excès de rénitence ; ou bien, à côté des parties molles, on trouve des noyaux d'une extrême dureté, ou, encore, la souplesse des deux pôles contraste quelquefois singulièrement avec le disque induré du centre (Reclus) ; tantôt enfin, la glande offre une rénitence générale, étendue à toute la périphérie.

La surface de l'albuginée peut être régulière et lisse, et l'examen anatomique de quelques pièces (Reclus) a prouvé que les lésions de la syphilis peuvent envahir le parenchyme testiculaire sans retentir sur la membrane externe. Aussi le nom « d'albuginite », donné par Ricord, est-il inexact dans beaucoup de cas.

Il faut reconnaître que l'altération de l'albuginée est très fréquente, et qu'elle constitue alors un signe très précieux. Ou bien, çà et là, on perçoit divers points particulièrement durs, mais n'offrant pas de relief appréciable au toucher ; on dirait qu'en ces points, l'albuginée s'est doublée d'une lamelle d'un tissu très résistant, qu'elle est *blindée* en quelque sorte d'une plaque de cartilage (Fournier).

L'observation (IV), que nous reproduisons plus loin, et que nous devons à l'obligeance de M. le docteur Campenon, nous paraît un exemple frappant de lésion limitée à l'albuginée, de gomme développée sur cette membrane, et entourée à sa base d'un véritable blindage ; la presque totalité de la glande testiculaire est absolument saine.

D'autres fois, le doigt, promené à la surface de la tumeur, perçoit, au niveau de ces mêmes duretés, un relief plus ou moins accusé, avec sensation très distincte d'irrégularités pisiformes, faisant de légères saillies, constituant à la surface de l'organe des *bosselures* véritables. On peut même rencontrer des nodosités pédiculées, faisant saillie dans la vaginale, sans lésions appréciables du testicule.

L'épididyme reste ordinairement libre par rapport au testicule et n'est atteint qu'au niveau du globus major, dont le gonflement peut atteindre le volume d'une grosse noix. Quelquefois, une abondante infiltration embryonnaire se produit au niveau du cul-de-sac de la vaginale, et soude si intimement le testicule avec l'épididyme que leur délimitation respective devient très difficile.

Aussi s'explique-t-on ainsi comment Ricord (1) avait pu

(1) Ricord, *Journal de chirurgie de Malgaine,* 1845.

penser que l'épididyme échappe aux altérations syphilitiques
et s'amincit, comme un ruban, sur le testicule hypertrophié.
Depuis, on a reconnu la fréquence des altérations épididymaires, et, d'après M. Fournier, elles existeraient dans près
d'un·tiers des cas.

L'épididyme, ainsi confondu avec le testicule, nous est
révélé par le point d'émergence du canal déférent, dont la consistance particulière se reconnaît au milieu des éléments du
cordon. Dans l'immense majorité des cas, ce canal est normal.
Mais Hélot (1) l'a trouvé dur, rigide, cassant comme une baguette de verre, entouré du plexus veineux. M. Vidal, à Saint-
Louis, et Lancereaux (2) l'ont trouvé renflé par de petits
noyaux qui lui donnaient un aspect moniliforme.

On ne saurait dire au juste si c'est aux dépens du cordon lui-
même ou dans le tissu conjonctif ambiant que se sont développées ces tumeurs. Cependant, Reclus a recueilli un cas dans le
service de Labbé, dans lequel le canal déférent était manifestement atteint.

Les altérations de la glande, avons-nous déjà dit, peuvent
être partielles ; ainsi un segment de glande peut avoir échappé
à la néoplasie. Chez deux malades, observés par M. Reclus, la
dégénérescence n'a guère envahi que le corps d'Higmore ; on
peut le comprimer impunément ; mais ce noyau est recouvert
en haut et en bas par une calotte de tubes séminifères, souples
et normaux sans doute; car un pincement léger y provoque de
la douleur. On peut donc établir en règle générale, dit M. Reclus, que la sensibilité de la glande est en raison inverse de sa
dureté.

Les altérations sont souvent bilatérales. Une glande est prise,
l'autre ne tarde pas à être envahie, et c'est la dernière infiltrée
qui parfois devient la plus malade. Cette bilatéralité, d'après
M. Reclus, paraît être la règle, du moins à la période ordinaire où les malades se présentent à notre examen : sur 44
observations, relevées par lui, la dégénérescence existait 25 fois

(1) Hélot, *Mémoire sur le testicule syphilitique* (*Journal de chirurgie
de Malgaine*, Paris, 1845).
(2) Lancereaux, *Traité de la syphilis*, 1866.

des deux côtés et 19 fois d'un seul. D'ailleurs, ajoute-t-il, pour ces derniers faits, les désordres souvent étaient de date récente et rien ne démontrait que l'autre testicule demeurerait sain. Il n'en est pas moins vrai, ajoute avec raison M. Reclus, que, pendant de longues années, on a suivi des malades dont une seule bourse a été atteinte.

Ici se place une forme d'orchite interstitielle spéciale quant à sa marche qui serait rapide, et que M. Reclus désigne sous le nom « d'orchite syphilitique aiguë ». L'auteur rapporte plusieurs observations empruntées à divers auteurs : l'une à Ricord (1), une autre à Letenneur et Ranvier (2); puis deux faits analogues empruntés aux cliniques de M. Duplay (3). M. Reliquet aussi, dans un cas de syphilôme prostatique, vit survenir une véritable orchite du côté gauche, avec épanchement vaginal qu'il fallut évacuer pour diminuer les douleurs. M. Reclus rapporte un cas, qu'il a lui-même observé, caractérisé par de fortes douleurs. Disons que, dans tous les cas que nous venons de mentionner, la douleur était le symptôme dominant. Mais hâtons-nous d'ajouter que dans tous aussi les téguments étaient sains; pas de rougeur, ni d'empâtement du scrotum; de plus, sauf le cas de Reliquet, nul observateur ne vit l'orchite naître sous ses yeux; et il n'est pas dit si, chez le malade de Reliquet, il y eut ou non une manœuvre intra-uréthrale quelconque dirigée contre l'affection prostatique.

L'observation de M. A. Broca (Obs. III), que nous rapportons plus loin, ne nous prouve pas davantage que, sur ce malade, le sarcocèle du côté droit ait évolué d'une façon aiguë; le patient dit, il est vrai, que la maladie a débuté brusquement par une douleur bientôt suivie de gonflement; mais c'est le malade lui-même qui rapporte le fait, et son récit est peu digne de foi; de plus, ce sujet était peu soigneux de sa personne; il est resté pendant *sept ans* sans se faire soigner de son sarcocèle; il est donc fort probable que l'affection existait déjà avant la cause occasionnelle supposée, et que c'est l'effort détermi-

(1) Ricord, *Atlas iconographique.*
(2) Letenneur et Ranvier, *Bull. de la Soc. anatomique*, 1862.
(3) Duplay, *France médicale*, 1876, p. 172.

nant la douleur qui a appelé son attention sur l'organe malade. Il eût fallu qu'un chirurgien constatât lui-même le gonflement survenu presque subitement *en douze heures* environ, et qu'il eût noté aussi la rougeur, l'œdème des bourses, tous phénomènes donnés par M. Reclus comme caractéristiques de l'orchite syphilitique aiguë.

Aussi, malgré l'avis de Ricord, qui adopte un peu gratuitement la forme aiguë de l'orchite syphilitique, malgré les faits rapportés par M. Reclus, et qui, à notre avis, ne sont nullement probants, nous croyons qu'il faut être encore très réservé pour adopter définitivement cette forme d'orchite ; pour nous convaincre, il nous faudrait voir des cas bien avérés, dans lesquels l'orchite est bien survenue en deux ou trois jours ; il faudrait aussi que le testicule eût pu être examiné antérieurement par le chirurgien, et que l'appréciation de lésions, antérieures aux douleurs, ne fût pas laissée à l'initiative des malades ; l'attention du patient n'est souvent appelée du côté de l'organe, malade peut-être déjà depuis un certain temps, que lorsque la douleur, survenue tout à coup, le force de recourir au chirurgien.

Rapide ou lente dans son évolution, l'orchite peut amener des troubles fonctionnels sur lesquels nous devons nous arrêter un instant.

Au début, on se le rappelle, les tubes séminifères sont simplement comprimés par l'hypertrophie interstitielle et par celle de leurs parois ; puis, l'épithélium s'altère, mais sans être encore détruit ; ce n'est qu'après un long temps, quelques mois souvent, alors que la compression augmente, grâce à l'organisation fibreuse du tissu nouveau, que la spermatogénèse sera devenue impossible.

Au début, les désirs vénériens, les érections, *la capacité congressive* (Tédenat), ne subissent aucune modification, surtout quand un seul testicule est atteint. Il n'en est plus de même, au moins dans la plupart des cas, lorsque les lésions sont bilatérales, et alors les spermatozoïdes font souvent défaut. « Les fonctions testiculaires, dit M. Fournier, se trouvant alors ou gravement compromises, ou même presque abolies, les malades remarquent que leurs désirs vénériens sont moindres, qu'ils n'ont plus envie de femmes, que les érections se produisent plus rarement et plus difficilement; à un degré plus avancé encore de la lésion, ils se sentent presque impuissants. Dans les mêmes cas, alors que l'on a l'occasion d'examiner la liqueur spermatique, on la trouve aqueuse, fluide, mal liée, transparente, pauvre en spermatozoïdes ou même absolument privée de ces animalcules. Mais si cela s'observe, cela est rare, bien plus rare qu'on ne le dit ou qu'on ne saurait le croire *à priori*. Dans tous les cas, en effet, où l'affection est monotesticulaire, l'intégrité d'un testicule conserve assez bien l'exercice des fonctions pour que les malades n'éprouvent aucun des phénomènes qui précèdent. Et, dans les cas même où l'affection est bilatérale, les lésions testiculaires sont toujours assez partielles ou du moins ne sont pas assez généralisées pour que l'amoindrissement de la puissance virile ne soit que relatif et échappe à l'attention du malade. »

Traitée à temps, c'est-à-dire, avant la période de rétraction atrophique, l'orchite diffuse guérit dans l'espace de quelques semaines ; les troubles fonctionnels cessent à mesure que l'organe retourne à l'état normal; la virilité renaît peu à peu sous l'influence du traitement, et les spermatozoïdes réapparaissent, comme Tédenat a pu le constater dans deux cas d'orchite diffuse bilatérale datant, l'une de huit mois, l'autre de treize mois. Rollet (de Lyon), Gosselin, ont cité des faits de cet ordre.

Quand le mal est très avancé, quand le testicule est en voie d'atrophie, il n'y a pas grand effet à attendre du traitement spécifique. La stérilité est fatale si les deux glandes sont intéressées. Alors aussi, on peut observer diverses modifications organiques, rares, à la vérité, décrites par M. Fournier : ce sont l'atrophie des muscles, le développement du panicule adipeux, l'affaiblissement de la voix, la gynécomastie, le caractère efféminé, la chute de la barbe. Disons aussi, avec Tédenat, qu'elles sont beaucoup moins fréquentes dans les orchites syphilitiques que dans les orchites métastatiques, celles des oreillons en particulier, qui déterminent parfois des atrophies testiculaires très rapides.

Pour en arriver à ce point d'atrophie, le sarcocèle, après avoir persisté pendant des mois et des années, va être soumis

à la rétraction cicatricielle de l'albuginée et des travées sclé-
reuses, et finalement l'ancien parenchyme disparaîtra, pour ne
plus laisser dans les bourses que quelques noyaux de la grosseur d'un pois et d'une dureté cartilagineuse; c'est alors le
« haricocèle » de Ricord.

Comme le dit avec raison M. Reclus, on n'assiste pas aux
étapes successives que parcourent ces altérations, car le traitement antisyphilitique, vigoureusement appliqué, arrête d'ordinaire le processus dans son évolution destructive. Dans
l'orchite des enfants, dont M. Hutinel a fait le sujet de ses
recherches, la tumeur, presque toujours bilatérale, atteint rarement le volume d'un œuf de pigeon; l'épididyme est ordinairement intact, et deux fois seulement M. Hutinel a trouvé
du liquide dans la vaginale. « Au lieu de la consistance molle
et flasque qu'il a dans le jeune âge, le testicule peut avoir une
résistance égale ou supérieure à celle de l'œil, et rouler comme
une bille sous les doigts qui explorent le scrotum. » La pression n'y réveille aucune douleur.

Les altérations peuvent être congénitales, mais le plus souvent c'est de deux à quinze mois qu'on les voit apparaître.
Elles sont d'une grande importance pour le diagnostic de la
syphilis. En effet, l'hypertrophie des testicules est exceptionnelle chez les enfants; aussi, lorsque « un jeune sujet cachectique porte, autour de la bouche ou de l'anus, des fissures sus-
pectes, sur les fesses ou sur les membres une éruption douteuse,
s'il y a des glandes spermatiques dures comme des billes, volumineuses et indolores, il n'est pas téméraire d'affirmer qu'il
est syphilitique. »

« Que va devenir cet enfant, atteint d'orchite interstitielle,
s'il échappe par hasard à tous les dangers qui l'entourent? Il
est probable qu'il ne sera jamais qu'un être stérile et impuissant. L'atrophie testiculaire, en effet, doit être la conséquence
de la sclérose..... Il est possible que certaines atrophies dites
congénitales, que certains arrêts de développement de la glande
n'aient pas d'autres causes que la syphilis héréditaire. »

L'orchite interstitielle hypertrophique peut-elle suppurer?
— Il semble qu'en présence des faits nombreux d'orchite qu'on
a eu l'occasion d'observer, la science doive être définitivement

fixée à cet égard; et cependant il n'en est rien encore. Les uns admettent la possibilité de la suppuration, les autres la nient; M. Gosselin (1), en particulier, « la croit excessivement rare, tellement rare qu'il n'est pas bien sûr d'en avoir observé un exemple dans le cours de sa carrière, et il incline à penser que Reclus, dans son ouvrage, a décrit comme syphilitiques des orchites suppurées qui n'avaient pas cette étiologie. »

M. Reclus (2) dit, en effet, dans son ouvrage, que, « lorsque l'évolution de l'orchite scléro-gommeuse n'est pas entravée par la thérapeutique, on assiste à une des trois terminaisons suivantes : atrophie, *ramollissement*, fistule ou fongus. » Et plus loin (3) : « quant au *ramollissement* et à la *suppuration* des dépôts gommeux, et à la production d'une fistule ou d'un fongus, leur importance clinique est telle que, tout en les considérant comme un mode de terminaison de l'orchite scléro-gommeuse, nous allons les étudier dans deux paragraphes spéciaux. »

C'est, en effet, sa conception anatomique de la scléro-gomme qui amène M. Reclus à faire une confusion entre l'orchite interstitielle proprement dite et la gomme elle-même, laquelle, à la vérité, est une conséquence de l'orchite ; mais notons bien, et nous y insistons à dessein, que la *gomme ramollie et suppurée* n'est plus du tout sous la dépendance de l'hypertrophie interstitielle ; quand le tissu de la gomme tombe en régression, en déliquium, c'est qu'il est devenu indépendant des parties environnantes ; il est devenu, pour ainsi dire, corps étranger.

Pour qu'on pût affirmer la suppuration de l'orchite interstitielle, il faudrait trouver du pus disséminé ou collecté dans l'épaisseur du testicule : or, ce n'est pas à ces traînées caséeuses, plus ou moins diffuses, que l'on y trouve, qu'on donnera le nom d'abcès ; ce sont des nodules lymphoïdes en régression, en dégénérescence graisseuse ; vienne leur volume ou leur nombre à augmenter, ils pourront provoquer autour d'eux une véritable suppuration éliminatrice : cela ne se passe pas autre-

(1) Gosselin et Walther, Art. *Testicule*, du Dict. Jaccoud, p. 291.
(2) Reclus, *De la syphilis du testicule*, p, 113.
(3) *Loc. cit.*, p. 114.

ment pour la gomme, dans bien des cas. Mais la suppuration n'est pas primitive; elle ne survient pas d'emblée, comme cela a lieu dans le phlegmon, par exemple.

Nous faut-il invoquer une autorité plus grande à l'appui de ce que nous avançons ? On ne la refusera certes pas en pareille matière à M. Fournier, qui avait pourtant déjà affirmé la non-suppuration de l'orchite interstitielle, mais sans insister, comme nous venons de le faire, sur la distinction capitale qui existe entre l'orchite hypertrophique et la gomme. Ecoutons-le plutôt : « Jamais le sarcocèle syphilitique, dit-il, sauf *complications ou coïncidences pathologiques*, ne se termine par abcès. *A priori*, cela pouvait être annoncé théoriquement. Comment, en effet, une affection aussi aphlegmasique, aussi indolente, aussi froide que celle dont nous venons de parler, pourrait-elle aboutir à déterminer la formation d'un foyer inflammatoire et purulent? Cela n'est pas dans la nature des choses ; cela n'est pas dans la tendance de l'état pathologique. De par l'expérience enfin, cela n'est pas. Donc, pas de suppuration à la suite de la variété du sarcocèle syphilitique que nous venons de décrire (1), voilà le fait, voilà le point essentiel à enregistrer. C'est là ce que M. Ricord a eu le mérite d'établir le premier en disant : « L'albuginite est une lésion essentiellement *plastique*, qui n'a rien à voir avec l'inflammation, non plus qu'avec la purulence, attribut le plus essentiel et expression la plus élevée des processus inflammatoires. »

II

ÉPIDIDYMITE SYPHILITIQUE

L'épididyme est-il à l'abri des atteintes de la syphilis ? « On pourrait le croire, dit Dron au début de son travail (2), en lisant ce qu'ont écrit à ce sujet plusieurs syphiliographes contemporains. Le plus célèbre d'entre eux, Ricord, dit dans une ad-

(1) Il s'agit de la variété de lésion testiculaire que M. Fournier désigne sous le nom de sarcocèle scléreux.

(2) Dron, *Archives générales de médecine*, novembre 1863.

Ro.   6

dition à l'ouvrage de Hunter : « A moins qu'une autre cause morbide, telle que la blennorrhagie, par exemple, n'ait agi sur l'épididyme, la lésion syphilitique du testicule n'envahit ni l'épididyme, ni le canal déférent. Ces organes restent parfaitement sains pendant toute la durée de l'albuginite, quel que soit son développement (1). »

Se basant sur 16 observations, Dron réfute cette assertion trop absolue, et démontre que, si l'épididyme peut être malade dans quelque cas de sarcocèle syphilitique, il peut aussi être, dans la syphilis et en dehors de toute affection blennorrhagique, le siège de lésions alors que le testicule n'avait subi aucune atteinte.

M. Reclus (2) n'admet pas cette forme de localisation syphilitique sur l'épididyme ; mais il accorde que ces indurations isolées sont d'ordinaire plus précoces que celles des testicules.

Nous ajoutons, pour notre part, que cette précocité peut souvent durer très longtemps; suffisamment longtemps pour que le chirurgien puisse en observer des exemples incontestables, et celui que nous rapportons plus bas (Obs. II) nous semble, sous ce rapport, indiscutable. Plus tard, à la vérité, la coexistence des altérations épididymaire et testiculaire est fréquente aussi ; mais elle n'empêche pas que l'épididymite a bien marqué le début de l'affection.

Dron, Fournier, Balme, Tédenat, nous fourniront les documents nécessaires pour reproduire les traits principaux de l'histoire de l'épididymite syphilitique. Cette forme est rare, à la vérité, car Balme ne l'a observée que 13 fois sur 2,300 observations de syphilitiques ; mais il nous suffit de savoir que l'épididymite secondaire consiste essentiellement en une lésion *affectant l'épididyme*, et *se produisant à la période secondaire*, c'est-à-dire à un stade jeune de la syphilis.

Or, à ce moment, cette lésion se distingue nettement de l'orchite proprement dite. Il est très rare, exceptionnel même, dit M. Fournier, que dans cette forme le testicule soit affecté si-

____

(1) *Traité de la maladie vénérienne*, par J. Hunter, avec notes et additions, par le Dr Ricord, 2e édition, p. 659.
(2) Reclus, *De la syphilis du testicule*, p. 111.

multanément avec l'épididyme ; de plus, c'est une manifestation jeune de la période secondaire, se développant presque toujours dans le premier semestre qui suit l'infection, quelquefois
même dès le quatrième, le troisième mois. Deux fois déjà, pour
sa part, M. Fournier l'a vue se produire plus prématurément
encore, deux mois et demi après le chancre, coïncidemment
avec les premières manifestations de la diathèse.

Ce n'est pas à dire, cependant, qu'on ne puisse observer
l'épididymite à une période plus avancée ; témoin une observation de M. Tédenat, dans laquelle on voit l'épididymite survenir cinq années après la lésion initiale.

Le début de l'épididymite passe ordinairement inobservé,
par suite de l'indolence de l'affection quand elle revêt sa forme
habituelle. Cette indolence est telle que les malades ne s'aperçoivent guère de leur affection que par hasard, en portant la
main sur les bourses. Et alors ils constatent, non sans étonne-
ment, qu'ils portent là « un petit calus ». D'autres fois, mais
très rarement, le malade éprouve, de préférence la nuit, quelques rares souffrances ; ailleurs enfin, ce sont quelques tirail-
lements, auxquels s'ajoutent des douleurs sourdes s'il y a de
la vaginalite.

La lésion siège ordinairement vers la tête de l'épididyme et
se présente sous forme d'un nodule du volume d'un pois, d'une
noisette, implanté dans l'épaisseur du globus major ; cette localisation est juste inverse de celle qu'on observe dans l'épididymite
blennorrhagique, où la queue de l'organe est plus spécialement affectée.

Quelquefois, tout l'épididyme est uniformément envahi, et
alors le testicule et la tunique vaginale sont presque toujours
intéressés.

Dans un cas que nous devons à l'obligeance de M. le docteur
Kirmisson, cette localisation était bien nette, facile à apprécier,
grâce au volume énorme qu'avait acquis l'organe ; le retentissement sur la vaginale, produisant un épanchement considérable, masquait un testicule absolument indemne de toute lésion, au moins au début.

OBSERVATION II

(Recueillie par M. Ladroitte, interne du service.)

Service de M. Ledentu, à Saint-Louis, suppléé par M. Kirmisson.

Le nommé R Albert, âgé de 55 ans, entre le 31 mars 1883 à l'hôpita
Saint-Louis, salle Cloquet, n° 25. Il a remarqué que depuis quatre ans
le scrotum du côté droit augmentait de volume ; cette augmentation de
volume, survenue sans cause appréciable, sans douleur et progressivement, a débuté par la partie inférieure du testicule. Actuellement elle a
atteint le volume d'une tête de fœtus et se présente avec les caractères
suivants :

Peau normale, glissant facilement sur les parties sous-jacentes ; la
tumeur de forme ovoïde, à grosse extrémité inférieure, semblant siéger
manifestement dans la vaginale, est régulière, irréductible par la pression,
mate à la percussion. Consistance élastique, sans être nettement fluc·
tuante ; indolence complète, transparence parfaite, excepté à la partie
postéro-inférieure : c'est bien la vaginale distendue par du liquide.

Examinée avec soin, la tumeur se compose de deux parties : l'une antérieure, arrondie, plus molle, correspond au testicule ; l'autre, postéro-
inférieure, allongée, épaisse, bosselée, coiffant l'extrémité inférieure de
la première, représente l'épididyme et se prolonge du côté du canal inguinal
sous forme d'un cordon dans lequel on retrouve les éléments du cordon
spermatique considérablement augmenté de volume. Le canal déférent
surtout paraît très volumineux et dur, et semble faire partie, ainsi que le
reste de l'épididyme, d'ailleurs, de la paroi de la poche enveloppant le
testicule, sur laquelle il se détache en relief.

Rien sur l'autre testicule ni dans les parties environnantes ; pas de
ganglions. Il n'existe ni troubles urinaires, ni écoulement uréthral ; les
fonctions génésiques sont conservées ; prostate normale.

Santé générale excellente ; jamais de maladie antérieure. Le malade
déclare n'avoir eu ni chancre, syphilitique ou non, ni blennorrhagie.

Sur les jambes, particulièrement à gauche, existent des taches brunes,
pigmentées, cicatricielles, vestiges d'ulcères variqueux guéris ; sur le
reste du corps, disséminés sans ordre, sont dix à douze papules d'aspect
psoriasiforme, de la grosseur d'une lentille environ, recouvertes de
squames blanches, sèches, qui se détachent facilement par le grattage,
en laissant à leur place une surface lisse, d'un rouge cuivré.

1er *avril.* — On ponctionne la tumeur ; il s'en écoule environ cinq
cents grammes de liquide, clair, citrin, analogue au liquide de l'hydrocèle. C'est alors qu'on peut apprécier facilement l'état du testicule, qui
semble à peine plus gros que celui du côté opposé. Par contre, l'épidi-

dyme a acquis un volume énorme, absolument comparable à un index d'adulte, en longueur aussi bien qu'en épaisseur ; à sa surface sont des bosselures très appréciables ; il englobe le testicule à sa partie postérieure, et s'en délimite d'ailleurs très facilement.

12 avril. — On est hésitant sur le diagnostic ; et, dans le doute, M. Kirmisson se décide à suivre le conseil donné par Dupuytren : il administre le traitement spécifique. Le liquide s'est reformé en partie, et la tumeur a acquis le volume d'un poing.

Onctions d'onguent mercuriel, 2 gr.

A l'intérieur, iodure de potassium, 2 gr.

28 avril. — Sous l'influence de ce traitement, la tumeur a diminué de plus de moitié, l'épididyme est devenu plus souple, en même temps que ses bosselures tendent à disparaître.

Chez ce malade, on voit que l'épididyme était énormément hypertrophié et parsemé sur toute sa surface de petites nodosités difficiles à bien délimiter.

Le volume de ces nodosités est généralement minime, comparable à un pois, à une petite noisette, tout au plus à une olive.

M. Tédenat cite un cas dans lequel il existait un nodule épididymaire avec infiltration diffuse du cordon et noyaux multiples échelonnés sur les veines d'un varicocèle volumineux.

Les lésions du cordon sur une grande étendue sont des raretés ; plus souvent, on observe un peu d'épaississement du canal déférent dans sa partie inférieure : c'était le cas de notre malade.

La vaginale est plus souvent intéressée que ne l'indiquent la plupart des syphiliographes. Elle l'est toujours quand les lésions envahissent tout l'épididyme : notre malade (Obs. II) offrait un bel exemple de vaginalite et d'épanchement (500 gr.) concomitant avec son épididymite. Quelquefois, c'est une vaginalite sèche ou accompagnée d'un épanchement très minime.

Que deviennent les nodosités épididymaires ? On peut supposer qu'elles aboutiraient à la gomme ; mais ce n'est là qu'une hypothèse qu'il s'agirait de vérifier par des faits. Tout ce qu'on sait, c'est que, soumises au traitement spécifique, ces lésions guérissent très facilement, qu'elles se résorbent en quelques semaines, et disparaissent complètement, sans laisser à leur suite ni troubles fonctionnels, ni traces sensibles de leur passage (Fournier).

III

GOMMES RAMOLLIES

Avant d'aborder cette étude, faisons remarquer, encore une fois, que le mot de gomme désigne l'infiltration gélatiniforme qui envahit le testicule dans toute son étendue, à la première période de l'orchite syphilitique; toutefois, pour nous conformer à l'usage, nous continuerons à désigner sous le nom de gomme la nécrose limitée, partielle, de ce tissu nouveau, englobant dans son épaisseur une partie du parenchyme testiculaire, lorsqu'il siège dans l'intérieur de la glande. Ce ramollissement gommeux du testicule ou cette nécrose s'observent presque toujours associés à la forme précédente, c'est-à-dire à la forme plastique. Il est bien rare qu'ils se produisent isolément, et de là résulte, en partie, que nous soyons si peu édifiés sur l'histoire clinique de ces lésions.

Nous avons vu la structure anatomique des gommes nécrosées et le mécanisme de leur formation aux dépens des nodules lymphoïdes; aussi, par analogie avec ces productions, pourrait-on, ainsi que l'a fait M. Fournier, distinguer des *gommes circonscrites* et *diffuses;* mais cette dictinction est, en somme, peu importante, car il est souvent difficile de sentir exactement les limites de l'infiltration caséeuse. Autrement importante serait la différenciation entre les gommes profondes du parenchyme testiculaire et les gommes superficielles de l'albuginée; au point de vue du pronostic, ainsi que de l'évolution ultérieure, s'il se produit un fongus, la différenciation serait, on le comprend, d'un intérêt réel. Mais ici encore il est malaisé d'affirmer qu'avec une production superficiellement placée, il n'en existe pas d'autre dans l'épaisseur du testicule. Aussi étudierons-nous parallèlement les gommes profondes et les gommes superficielles. Une gomme qui n'est pas encore ulcérée, peut disparaître; une fois que l'ulcération s'est produite, il est, au contraire, difficile d'éviter une destruction au moins partielle du parenchyme, lorsqu'il s'agit de gomme profonde ; moins de désordres sont à craindre, lorsque la gomme est née aux dépens de l'albuginée.

Les noyaux gommeux, plus ou moins nombreux, de un jusqu'à huit et dix, sont de volume variable, depuis la dimension d'une tête d'épingle jusqu'à celle d'une cerise ; plus tard, ils acquièrent même le volume d'un œuf de poule, d'un œuf d'oie, le volume du poing et plus encore. On sent alors ces nodosités plus ou moins saillantes sur l'albuginée ; la peau glisse facilement au-devant d'elles.

Généralement, les douleurs spontanées font défaut ; il est exceptionnel que les douleurs soient vives, comme cela arriva dans un cas de Ricord, cité par Hélot (*Journal de chirurgie*, 1846), et chez un malade de Kappeler, qui réclamait la castration. La sensibilité spéciale de l'organe est, en général, perdue.

L'orchite gommeuse occupe les mêmes points que l'orchite interstitielle ; souvent aussi les lésions rayonnent davantage ; il n'est pas rare de les voir s'étendre à l'épiddyme, au cordon ; mais alors, sauf exception, le testicule est toujours altéré.

Le cas suivant, emprunté à M. A. Broca, intéressant encore à d'autres points de vue, nous montre une gomme que l'auteur croit développée aux dépens de l'épididyme ou de la portion scrotale du cordon ; il suffit de lire la description donnée pour voir que le doute est très possible au sujet de la localisation de cette gomme ; néanmoins, nous reproduisons l'observation *in extenso*, car nous y reviendrons encore en d'autres points de l'histoire des gommes.

OBSERVATION III

(*Gazette hebd.*, 16 mars 1883, n° 11.)

Observation de syphilis testiculaire bilatérale avec gomme épididymaire ou funiculaire, par M A. Broca, interne des hôpitaux, aide d'anatomie à la Faculté.

Montet (Jules), âgé de trente-cinq ans, égoutier, entré le 23 novembre 1882, salle Saint-André, n° 29. Bonne santé habituelle. Pas trace de tuberculose personnelle ou héréditaire.

Avant 1875, le malade n'a jamais rien constaté d'anormal du côté du testicule; il nie toute blennorrhagie, toute orchite; il dit n'avoir jamais eu de chancre, on ne trouve aucun commémoratif de syphilis; le malade dit seulement avoir eu, au régiment, en 1868, des « crêtes de coq » sur le côté droit du gland, à sa jonction avec le prépuce. On a excisé ces végétations, et il reste maintenant une petite cicatrice à ce niveau.

En 1875, début de l'affection du testicule droit; douleur subite dans cette glande; une heure ou deux après, le testicule a commencé à gonfler, et le lendemain matin il était arrivé à son volume maximum Pendant deux jours des douleurs ont forcé Montet à garder le lit (frictions d'onguent gris); au bout de quatre jours il a pu reprendre son service. Le testicule, depuis ce moment, est resté gros, mais indolent; il n'a jamais diminué de volume. Aucun accident nouveau n'est survenu de ce côté et, actuellement, au dire du malade, l'état est exactement le même qu'il y a sept ans.

Il y a quinze jours une tumeur s'est manifestée au point aujourd'hui occupé par une ulcération, c'est-à-dire dans le pli génito-crural gauche sur le côté du scrotum. Après avoir grossi pendant quelque temps, cette tumeur, parvenue au volume d'une noisette, s'est ulcérée le 18 novembre. Tumeur et ulcération ont constamment été indolentes.

Actuellement — *Testicule droit* gros comme le poing environ, assez régulièrement ovoïle, un peu aplati d'un côté à l'autre; consistance très dure; indolence absolue à la pression. On ne sent pas la limite du testicule et de l'épididyme. La surface de la tumeur est, surtout en avant et en dedans, parsemée de petits grains durs du volume d'un grain de plomb à celui d'une lentille. Pas de liquide dans la vaginale. Téguments souples, normaux, parfaitement mobiles. Cordon un peu gros et dur.

A gauche, dans le pli génito-crural et à la partie la plus élevée de la face libre du scrotum, ulcération oblique en haut et en dehors, se dirigeant vers l'arcade de Fallope, ovalaire, longue de cinq centimètres et large de trois. Le fond est gris, inégal, et à sa périphérie cette masse bourbillonneuse répond à la masse profonde, rosée et bourgeonnante de la peau, décollée sur l'étendue de quelques millimètres, surtout en bas et en dehors. Cette ulcération repose sur une tumeur grosse comme une forte noix, absolument indolente, un peu bosselée, se prolongeant en se rétrécissant vers le canal inguinal, et répondant en bas et en avant au testicule, dont un sillon la sépare. Le testicule est augmenté de volume; il est dur, indolent, de forme régulière et, surtout au voisinage de la tumeur précédente, présente des grains durs semblables à ceux du testicule droit. Pas d'hydrocèle. Peau normale, sauf au niveau de l'ulcération.

Des deux côtés, on sent dans le pli de l'aine un chapelet de ganglions lymphatiques, petits, durs, roulant sous le doigt, indolents, occupant surtout la partie interne du pli de l'aine et en série parallèle à ce pli. Prostate et vésicules séminales saines. Troubles fonctionnels nuls. Les érections et le coït sont normaux.

Iodure de potassium, 2 gr.

Le 26 novembre, le fond de l'ulcération se déterge ; autour de la masse grise apparaît une zone rosée. Iodure de potassium, 3 gr.

Le 27, iodure de potassium, 4 gr.

Le 28, les deux testicules ont déjà notablement diminué. Le droit est réduit d'un tiers environ. Sur l'ulcération, les bourgeons rosés s'étendent surtout en bas et en dehors. — Iodure, 5 grammes.

Le 29, iodure, 6 grammes ; friction mercurielle avec onguent napolitain, 4 grammes. Les jours suivants, les deux tumeurs testiculaires ont rapidement diminué. A droite, on a commencé à sentir la limite entre le testicule et l'épididyme. L'ulcération s'est progressivement détergée en même temps qu'elle se rétrécissait.

Le 6 décembre, le testicule gauche devient un peu plus souple et il est un peu sensible à la pression. Le fond de l'ulcération est entièrement rosé et bourgeonnant.

Le 7, le testicule droit s'assouplit à son tour et devient sensible à la pression.

Le 9, le malade sort, sur sa demande. Le testicule droit est encore à peu près doublé de volume ; le gauche est redevenu presque normal ; l'épididyme gauche a environ le volume du testicule correspondant et reprend sa souplesse. L'ulcération, parfaitement bourgeonnante, est large à peu près comme une pièce de cinquante centimes. Les bords ne sont plus décollés, sauf un peu en bas et en dehors.

Montet devait revenir nous voir, et est en effet revenu une fois, trois jours après sa sortie. Il avait continué le traitement antisyphilitique, et l'amélioration s'était accentuée. L'ulcération n'avait plus que les dimensions d'une pièce de vingt centimes. Mais, malgré sa promesse, nous ne l'avons pas revu depuis.

Du côté de la vaginale, il peut y avoir un épaississement, des végétations plus ou moins saillantes, un épanchement d'un liquide tantôt séreux, tantôt hématique, le plus souvent peu abondant.

L'observation suivante, que nous devons à l'obligeance de M. le docteur Campenon, est digne de remarque à plus d'un titre ; on y verra, dans le cours d'une vérole très grave, une gomme unique, développée sur l'albuginée, n'intéressant presque pas le testicule, et, surtout, sans retentissement sur la vaginale.

OBSERVATION IV

Gomme non ramollie de l'albuginée. — Syphilis grave. — Hémiplégie.
— Traitement. — Guérison.

Au mois de septembre 1879, nous voyons pour la première fois M. C...,
âgé de vingt-trois ans qui vient consulter pour une petite grosseur testiculaire. De bonne santé générale, sans antécédents personnels ou héré-
ditaires de scrofule, il a contracté la syphilis il y a dix-huit mois. Malgré
un traitement régulier, il n'est délivré de tout accident secondaire que
depuis deux mois.

Il s'est aperçu de sa petite grosseur testiculaire tout à fait par hasard.

A la face antérieure du testicule gauche, on sent nettement (car la
vaginale ne renferme aucun liquide), en promenant le doigt, une petite
tumeur hémisphérique, lisse, dure, non adhérente aux téguments, indolente à la pression, que nous ne saurions mieux comparer qu'à la moitié
d'un petit pois. — Si l'on explore par le pincer, on reconnaît que cette
saillie repose sur une base de un centimètre et demi de diamètre environ
à bords mal limités et qui ne paraît pas plonger dans le testicule, dont les
autres parties sont saines. Rien à l'épididyme, au cordon, ni à l'autre
testicule.

Traitement mixte : sirop de Gibert et iodure de potassium (3 gr. par
jour).

Six mois plus tard, mars 1880, le noyau induré persiste encore faisant
relief à la surface de l'albuginée, mais il n'y a plus ni gâteau, ni induration sous-jacents.

On insiste sur l'iodure de potassium, qui a été pris très irrégulièrement.

En octobre 1881, on vit encore la nodosité première, mais plus petite
qu'au mois de mars 1880. Par contre, on sent à la queue de l'épididyme
gauche un petit noyau mal limité, douloureux à la pression. Rien au testicule droit, rien à la prostate ni aux vésicules séminales.

Deux jours après cet examen, M. C... était pris tout à coup d'accidents
hémiplégiques. Un traitement des plus actifs fut institué par son médecin ordinaire, et cette fois plus régulièrement suivi.

Le 15 décembre 1881, nous revoyons M. C..., il est entièrement guéri
de ses accidents cérébraux. Toute trace de lésion testiculaire et épididymaire a disparu. Les deux testicules sont absolument semblables.

En mars 1882 la guérison persiste complète et absolue.

En résumé : syphilis maligne par la rapidité de son évolution. Tumeur
hémisphérique surajoutée à l'albuginée persistant avec de petites oscil-
lations pendant deux ans, s'accompagnant à un moment de nodosité dans
la queue de l'épididyme du même côté. Le tout disparaissant entièrement
après un mois de frictions mercurielles et de 6 gr. d'I. K.

Chez ce malade, la gomme a toujours conservé la dureté du début; mais il n'en est pas toujours ainsi, et lorsque le traitement spécifique n'intervient pas, traitement qui, ne l'oublions pas, est toujours le grand modérateur dans l'évolution de ces lésions, on observe une tendance au ramollissement de la gomme. Des douleurs surviennent dans les bourses (7 fois sur 9 cas, d'après M. Reclus), le scrotum devient œdémateux, se fusionne au testicule, au niveau de la saillie gommeuse, s'indure et rougit sur un point limité, au niveau de l'adhérence : il se fait là un travail inflammatoire, allumé dans les tissus par la présence de la gomme, véritable corps étranger; le plus souvent, c'est au sommet de la tumeur qu'est cantonnée la rougeur inflammatoire. La peau amincie, luisante, distendue, est en imminence d'ulcération ; au-dessous d'elle, on sent la collection de liquide. Qu'un traitement énergique intervienne encore à ce moment, et l'on verra peu à peu tout rentrer dans l'ordre, la fluctuation disparaître, la peau se froncer, se rétracter vers son sommet; déjà la rougeur est presque disparue et, au fur et à mesure que le volume de la tumeur diminue, son sommet se déprime, attiré, pour ainsi dire, par la cicatrice sous-cutanée qui est en voie d'organisation; l'adhérence de la peau restera comme seul signe indélébile de la présence de la gomme. Disons, cependant, que, lorsque la gomme est déjà enflammée et ramollie, le traitement n'empêche pas toujours la suppuration; dans une observation, relatée par M. Reclus, et empruntée à M. Terrillon (1), on voit, en effet, que l'iodure rend au testicule sclérosé une partie de sa souplesse, mais que la tumeur gommeuse n'en continue pas moins son évolution ; elle devient fluctuante et on l'ouvre au thermocautère.

Si la lésion, au lieu d'être arrêtée, continue à évoluer, la peau soulevée ne tarde pas à s'ulcérer, et, par cette perte de substance, s'échappe une matière puriforme, sorte de sérosité filante, mêlée à des grumeaux blanchâtres. Cette ouverture se ferait en un véritable lieu d'élection, si l'on en croit M. Reclus qui fait remarquer qu'elle est toujours placée en avant du testicule, à la partie antérieure du scrotum.

(1) Terrillon, *Progrès médical*, 2 février 1878.

L'ulcération, une fois établie, elle a une tendance à rester stationnaire ; son aspect offre alors des caractères spéciaux que M. Reclus (1) décrit de la façon suivante : « Sur la partie antérieure du scrotum souvent épaissi et rigide, il s'est creusé une ulcération dont le diamètre variable dépasse rarement 3 ou 4 centimètres. Les bords violacés, décollés et taillés à pic, circonscrivent une cavité déchiquetée, en général, et anfractueuse, de 1 à 3 centimètres de profondeur. Les parois presque sèches, à peine humectées d'un liquide filant, surplombent cette sorte de cratère, au fond duquel se montre une matière d'un jaune blanchâtre qui rappelle le bourbillon de l'anthrax, mais plus résistante et se détachant par fragments. Avec une pince, on peut en saisir quelques lambeaux, et on reconnaît la structure de la gomme, un tissu formé par l'enchevêtrement de travées fibreuses un peu transparentes et des amas de granulations jaunâtres. Quelquefois l'expulsion est active et la substance bourbillonneuse vient s'exprimer, par une hernie de la grosseur d'un pois ou d'un haricot, entre les lèvres de l'ulcère. »

A partir de ce moment, si le traitement efficace n'est pas institué, on assistera à une évolution d'une lenteur désespérante. Un liquide séreux, peu abondant, mêlé à quelques détritus gommeux, s'écoulera de l'ulcère, dont les bords, taillés à pic, n'auront aucune tendance à la réparation. Hors de l'hôpital, sans iodure de potassium et sans mercure, la caverne persistera de longs mois. Un malade de M. Reclus avait sa plaie scrotale stationnaire depuis près de douze semaines.

Qu'au contraire, le traitement intervienne, et, au bout de quelques jours, l'amélioration se montrera très nettement et d'une façon constante. Les bords de l'ulcération se recollent, le fond se déterge, les bourgeons charnus apparaissent ; en quarante-huit heures (Obs. IV de M. Reclus), la solution de continuité des téguments peut diminuer de moitié, et, quelque jours après, la guérison être complète.

L'on voit donc que nous ne discutons même pas, mais que nous acceptons absolument et d'emblée la suppuration des gommes testiculaires : des exemples, rares à la vérité, mais

(1) *Syphilis du testicule*, p. 116.

très nets, que nous avons eu l'occasion d'observer dans le cours de nos études et de notre pratique médicales, nous laissent, à cet égard, une conviction absolue; il suffit de parcourir les nombreuses observations publiées sur ce sujet, pour trouver facilement des cas analogues.

Pour montrer un type bien net et indiscutable, à notre avis, de gomme suppurée du testicule, nous ne reproduisons que l'observation suivante, empruntée au Mémoire de M. Reynier, et reproduite aussi par M. Reclus :

OBSERVATION V

Sarcocèle syphilitique double. — Gomme suppurée au niveau de l'albuginée du testicule droit. — Traitement ioduré. — Guérison.

(Mémoire de M. Reynier.)

Note, Pierre-Désiré, charpentier, âgé de 29 ans, entre le 10 janvier 1879 à l'hôpital Lariboisière, dans le service de M. Duplay, pour y être soigné d'une tumeur des bourses.

De bonne santé antérieure, pas de scrofule, pas de signes de tuberculose. En 1873, il eut un chancre du prépuce suivi bientôt d'engorgement ganglionnaire aux aines, de plaques muqueuses dans la gorge, à la bouche; roséole, maux de tête. Il prit alors des pilules de protoiodure. Un an après, il accuse dans ses antécédents une grosseur de la région sous-claviculaire gauche ; elle s'ouvrit spontanément et suppura pendant quatre ou cinq mois.

En 1874, le testicule gauche devient douloureux ; il grossit. Le malade prend de l'iodure de potassium et, sous cette influence, la glande diminue de volume, et aujourd'hui nous pouvons constater son atrophie. En 1876, le testicule droit se tuméfie à son tour; il est douloureux pendant les efforts du travail; au mois d'août, un abcès s'ouvre sur le côté droit.

Le malade, il y a deux mois, fut soigné au Midi, par M. Mauriac, et sort guéri après l'emploi de l'iodure de potassium et des préparations mercurielles. Quelque temps après la sortie de l'hôpital, le testicule redevient gros; pas de douleur, mais notre homme sentit une petite grosseur sur la glande; bientôt à son niveau la peau du scrotum devint adhérente, rouge ; la tumeur proémine de plus en plus et s'ouvre quelques jours avant l'entrée du malade.

A ce moment, voici ce que nous constatons : le testicule gauche, comme nous l'avons dit, présente tous les caractères de l'atrophie ; le cordon est sain. A droite la glande est double de sa congénère, bien qu'il n'y ait pas d'hydrocède dure, un peu bosselée, surtout à la partie inférieure. L'épididyme, entièrement confondu avec le testicule, ne peut en être distingué. Le scrotum est adhérent, et en avant on y trouve une ulcération large comme une pièce de quarante sous, à bords taillés à pic, renversés en dehors et limités par un feston régulier ; le fond de l'ulcération est rouge, adhérent au testicule ; il y a peu de pus, plutôt un suintement séreux et filant.

Le traitement à l'iodure de potassium, deux grammes d'abord, puis rapidement quatre grammes, avec un peu d'onguent mercuriel, amena une guérison rapide, et, le 14 février, la plaie était complètement cicatrisée ; le testicule avait repris sa consistance normale et le malade quittait l'hôpital.

Le diagnostic de M. Duplay fut « gomme de l'albuginée. » Il fonda ce diagnostic sur le caractère superficiel de la tumeur, sur l'indépendance du testicule par rapport à l'ulcération. Le fait que le testicule guérit sans avoir présenté de modification dans sa forme vint confirmer cette opinion. Mais on pouvait se demander si on n'avait pas affaire à une gomme du scrotum. Les renseignements donnés par le malade éloignaient l'idée du siège de la lésion dans les téguments ; la peau du scrotum était libre au début, sans adhérence ; elle avait sa coloration normale, et ce n'est que postérieurement que l'adhérence s'était faite.

Un mot encore sur une terminaison des gommes suppurées : je veux parler des fistules consécutives à l'élimination des gommes.

Est-il besoin, pour expliquer la suppuration intarissable de ces fistules, d'admettre, avec M. Reclus, qu'au-dessous de la gomme qui vient d'être éliminée s'en forme une autre, et qu'ainsi la glande tout entière finit par se fondre, ne laissant au fond des bourses flasques qu'une sorte de moignon suspendu au cordon spermatique ?

Nous ne le croyons pas : mais nous pensons, au contraire, que c'est ici le cas d'invoquer la présence de la sclérogomme ; la sclérose, en effet, ratatine le testicule et l'atrophie ; la gomme produit une caverne ; celle-ci est déjà isolée du parenchyme environnant par la membrane d'enkystement ; des bourgeons charnus à vitalité peu prononcée se forment sur la face interne de cette membrane ; ils continuent à suppurer comme ils suppurent dans d'autres foyers, dans les os ou dans les gommes scrofuleuses, par exemple ; la fistule est ainsi entretenue jusqu'à ce que le traitement vienne la tarir, en modifiant la vitalité de ses parois.

IV

DU FONGUS SYPHILITIQUE

Dans un récent article (1) sur ce sujet, M. Reclus, résumant les travaux de ses devanciers, définit le fongus, en général, « une tumeur granuleuse née du testicule et qui proémine sur le scrotum. »

Bien que fort large, cette définition exclut les masses exubérantes des cancers ulcérés ; elle ne saurait comprendre non plus l'expulsion progressive des tubes séminifères qu'on observe parfois dans certaines inflammations de la glande spermatique : le petit peloton filamenteux, mou, couleur café u lait, qui fait hernie par une fissure de l'albuginée, n'a rien de commun avec une agglomération de bourgeons charnus.

Hennequin, dans sa thèse, cite plusieurs exemples d'élimination des tubes séminifères, empruntés à Bertrandi, J. L. Petit (2), Swédiaur (3), et Curling (4); mais ce n'est jamais la syphilis qui a causé le mal. Ce n'est pas une raison, cependant, pour nier absolument cette étiologie, et, si les faits n'ont pas encore été mentionnés, une observation attentive pourra peut-être les faire découvrir.

Au commencement du siècle, en Angleterre, Lawrence, s'appuyant sur l'examen de treize observations, essaie de démontrer que la tumeur est une « protrusion du parenchyme glandulaire à travers une perte de substance de l'albuginée » ; sur plusieurs pièces anatomiques, il aurait constaté la présence des tubes séminifères sous la couche de bourgeons charnus.

Mais d'autres auteurs, Fabrice de Hilden, entre autres, n'ont pas vu les tubes séminifères former la base des bourgeons

---

(1) Fongus bénin, *Gazette hebd.* 1883. N° 2, 12 janvier.
(2) *Mém. de l'Acad. de chirur*, t. IV.
(3) 3e édition, p. 84, IVe observation.
(4) *Traité pratique des maladies du testicule*, 1857.

charnus; Donald Monro, Macartney et Callisen avaient vu des
testicules s'échapper à travers une ulcération du scrotum et se
recouvrir de bourgeons charnus. Mais c'est surtout la tuberculose qui est ici en cause : S. Cooper, Brodie, Curling, Syme
d'Edimbourg pensent même que la tumeur se développe sur le
parenchyme glandulaire : c'est un retour à la théorie de Lawrence.

Mais, dès 1830, A. Cooper admet que c'est des parois d'un
abcès parenchymateux, ouvert à l'extérieur, que naissent les
granulations; elles sortent par la fistule, et s'étalent sur le scrotum.

En 1849, M. Jarjavay concilie les deux opinions; il admet
d'une part le fongus superficiel, de l'autre il croit possible le
fongus profond, parenchymateux, formé par les tubes séminifères recouverts d'une couche granuleuse ; mais il n'admet pas
le granulôme de A. Cooper, né des parois d'un abcès central.

Deville rejette toutes ces opinions; pour lui, il s'agit toujours d'une hernie du testicule, dont les enveloppes, détruites
par des causes variées, livrent passage à la glande intacte, recouverte encore de sa membrane fibreuse; le fongus n'est donc
qu'une complication ; mais la syphilis n'est pas indiquée comme
origine possible de cette complication.

En 1865, Hennequin, dans sa thèse, démontre que la théorie
trop exclusive d'A. Cooper répond à certains faits, et ne doit
pas être rejetée, comme le prétend Deville; il nous donne une
observation, où l'on voit, à la suite d'une inflammation violente, un sphacèle partiel des bourses et du testicule; la plaie
se déterge, et sur le moignon de la glande se développent des
bourgeons charnus qui s'étalent au-devant du scrotum.

Rollet, en 1859, établit sur des bases solides l'existence d'un
fongus d'origine syphilitique, dont l'importance égale celle du
fongus de nature tuberculeuse.

Enfin, en 1876, et en 1883 de nouveau (1), M. Reclus reprend cette question encore obscure, et démontre, comme
Deville, que le fongus n'est qu'une complication ; qu'avec les
traumatismes, les inflammations aiguës et la gangrène la sy-

____

(1) *Gaz. hebd.*, 1883, n° 2. Du fongus bénin.

philis et la tuberculose sont les causes les plus ordinaires; que la tumeur granuleuse affecte deux formes très distinctes : l'une est la hernie du testicule où la glande, recouverte de son albuginée, s'échappe des bourses; l'autre est le fongus proprement dit, qui naît du parenchyme par un mécanisme déjà bien vu par A. Cooper : des bourgeons charnus se développent sur les parois d'une caverne creusée par la fonte d'un foyer tuberculeux ou l'évacuation d'une gomme, et viennent s'élever à la surface du scrotum après avoir franchi l'albuginée insérée et les enveloppes du testicule.

Mais avant de faire l'histoire clinique du fongus, nous devons auparavant dire quelques mots de sa structure. Nous n'avons à nous occuper ici que du fongus syphilitique, le plus rare de tous; aussi, les recherches anatomiques ne sont-elles pas fréquentes, et serons-nous obligé de recourir aux examens des fongus non spécifiques, plus fréquemment étudiés, pour arriver à ébaucher les principaux caractères des fongus syphilitiques.

Que l'examen ait lieu à l'œil nu ou au microscope, deux variétés bien distinctes s'imposent : le fongus superficiel diffère par la plupart de ses caractères du fongus profond.

Lorsque tout ou partie de la glande, entourée de son albuginée intacte, s'est échappé par un orifice des enveloppes ulcérées, le testicule hernié bourgeonne, et le *fongus superficiel* est constitué; ou bien, l'albuginée n'est que partiellement mise à nu, et de cette perte de substance de moindre étendue s'élèvent des bourgeons, qui, après avoir franchi l'orifice cutané, s'épanouissent sur les téguments. Il est possible qu'avant le développement du fongus, les lames de l'albuginée se soient exfoliées en partie, mais la glande n'a pas été ouverte.

La structure de ces bourgeons charnus ne diffère en rien de ce qu'elle est ailleurs; c'est « une inflammation chronique hyperplastique, une formation de tissu conjonctif jeune et multiplication des éléments cellulaires » (Cornil) (1).

Ces bourgeons, du reste, peuvent se développer sur toute la surface de l'albuginée, lorsque le testicule expulsé laisse la bourse vide; les enveloppes, se rétractant, viennent alors en

______

(1) In Reclus, *Syphilis du testicule*. Obs. V (Fongus), p. 231.

arrière de l'organe étreindre l'épididyme et le cordon ; lorsque la guérison va s'opérer sous l'influence du traitement, la peau attirée concentriquement par les bourgeons charnus qui s'organisent, va de nouveau recouvrir le testicule, et la cicatrisation s'opérera au bout de quelques semaines.

Lorsque la masse bourgeonnante est formée par la végétation d'une partie circonscrite de l'albuginée mise à nu par l'ulcération du scrotum, on voit, au fond de cette ulcération, une couche de bourgeons charnus plus ou moins de niveau avec la peau ; la cicatrisation, lorsque le traitement interviendra, sera, on le comprend, plus facile que dans le cas précédent.

Notons, cependant, que dans le fongus superficiel, quoique l'albuginée ne soit pas perforée, il n'en existe pas moins le plus souvent, pour ne pas dire toujours, des lésions profondes du testicule, lésions consistant soit en sclérose, soit en gomme du parenchyme.

Observons encore que le bourgeonnement de l'albuginée dénudée n'est pas fatal ; la peau peut presque immédiatement recouvrir l'ulcération, et la guérison ainsi s'effectuer ; mais ceci est surtout fréquent dans les dénudations traumatiques ; la syphilis, à cause de l'irritation chronique qu'elle détermine, n'est peut-être pas dans le cas d'effectuer une guérison aussi rapide.

Voyons maintenant le *fongus profond*. Lorsqu'une gomme profonde va s'éliminer, la peau du scrotum, adhérente aux parties profondes, rougit ; un abcès proémine et s'ouvre en donnant issue à une grande quantité de matière puriforme. Bientôt par l'orifice apparaît une petite tumeur qui, peu à peu, s'épanouit sur les téguments en une masse irrégulière, tomenteuse, rougeâtre, sauf en certains points grisâtres et comme sphacélés.

Le fongus naît de l'épaisseur même de la glande ; ici l'albuginée est ouverte, comme les enveloppes scrotales, et c'est par cette double perte de substance que passent les bourgeons pour s'épanouir à l'extérieur.

« Ce mécanisme est très simple, dit M. Reclus. Une gomme testiculaire est expulsée selon le mode ordinaire. L'évacuation terminée, le tissu fibreux qui, dans certains cas, est une véritable membrane d'enkystement, se trouve à nu. Il prolifère, bourgeonne, et la masse végétante, après avoir comblé la caverne, s'échappe au dehors, et le fongus est constitué. Il se peut, d'ailleurs que, par suite d'une infiltration totale, le testicule entier se mortifie; il régresse en une substance puriforme qui se vide comme un abcès après ouverture de la peau. C'est alors de la surface interne des vestiges de l'albuginée que naissent les granulations du fongus. »

Mais quelle est la structure de ce fongus? Déjà, Lawrence avait noté dans sa composition des tubes séminifères qui en formaient la base; une couche de bourgeons charnus les recouvre; puis, A. Cooper admet que c'est des parois d'un abcès parenchymateux que naissent les granulations qui, plus tard, s'ouvrent à l'extérieur. Et récemment, grâce au microscope, M. Remy (1) nous donne la composition intime du fongus, d'origine traumatique, il est vrai. Au niveau du point d'insertion du pied du fongus, les tubes séminifères sont considérablement écartés par du tissu conjonctif et des cellules interstitielles en nombre abondant; cet écartement augmente à mesure qu'on avance vers le chapeau, c'est-à-dire vers la partie étalée du fongus. A la surface de celui-ci, les éléments fusiformes du tissu conjonctif diminuent et sont remplacés par des cellules rondes, qui, bientôt, existent partout au milieu d'une matière amorphe très abondante; c'est le tissu des bourgeons charnus. Mais c'est un tissu peu vivant, car, en beaucoup d'endroits, il a subi des dégénérescences colloïdes, granulo-graisseuses. Dans tout ce tissu, il y a grande abondance de vaisseaux capillaires.

Voilà la description histologique du fongus, mais du fongus, nous le répétons, à la suite d'orchite consécutive à un traumatisme; les observations des auteurs anglais ne citent pas de fongus syphilitiques.

Existe-t-il des fongus syphilitiques dans lesquels l'examen anatomique a révélé la présence des tubes séminifères? Nos recherches ne nous ont pas révélé grand'chose, et les auteurs sont presque muets sur la structure du fongus profond syphi-

---

(1) Ch. Remy, *Journ. de l'anat. el de la physiol.*, 1879. Note histol. sur un cas d'orchite interst. traum. terminé par un fongus bénin.

litique. M. Reclus, à la planche I de son ouvrage, figure un testicule sur lequel l'albuginée a été détruite par une gomme qui a franchi les enveloppes scrotales et a été évacuée au dehors. Au milieu de la caverne et des parties avoisinantes de l'albuginée mise à nu, dit l'auteur, s'élevaient des bourgeons qui s'étalent sur les téguments. Mais on n'a pas pratiqué de coupe de la tumeur, ni d'examen histologique; et rien n'indique vraiment que la tumeur prend naissance dans le parenchyme testiculaire; elle pourrait tout aussi bien être née sur l'albuginée elle-même.

L'observation de MM. Letenneur et Ranvier (1) est plus probante; elle est intitulée : « Fongus superficiel »; et, cependant, nous voyons qu'il s'agit « d'une tumeur fongueuse grosse comme un œuf de pigeon. A la coupe, la tumeur paraît, tout d'abord, être formée en grande partie par de la matière tuberculeuse. Mais, par un examen attentif, on peut s'assurer qu'il s'agit d'autre chose. On trouve, dans la portion fongueuse de la tumeur, un noyau gros comme une amande, présentant l'aspect du parenchyme testiculaire ordinaire. On peut en extraire des tubes séminifères de plusieurs centimètres de long. Autour de ce noyau et du côté qui regarde la face libre du fongus, une couche fibreuse de trois centimètres; plus en dehors, une masse granuleuse qui forme les 4/5 de la portion herniée. La surface de cette masse est formée par de gros bourgeons charnus. A l'examen microscopique, les tubes séminifères présentent une structure presque normale. » L'enveloppe fibreuse est formée par du tissu conjonctif, des fibres élastiques, des granulations irrégulières et des vaisseaux de nouvelle formation. C'est bien dans la tumeur fongueuse elle-même que siège le noyau des tubes séminifères, et non au milieu du parenchyme testiculaire; il faut donc que le fongus se soit développé aux dépens même de ce parenchyme testiculaire; il est évidemment profond.

En somme, les examens anatomiques de fongus profonds sont rares; mais par cette observation de MM. Letenneur et Ranvier, il est permis de conclure que le fongus syphilitique peut être,

(1) Soc. anat. — Juin 1862.

dans certains cas, formé des mêmes éléments que le fongus vulgaire, traumatique ou autre.

Mais, s'il est admis que la présence des tubes caractérise véritablement le fongus profond, dirons-nous avec M. Reynier (1) que la couche de granulations fibrineuses qu'on trouve sur l'albuginée, au fond de l'ulcération des téguments, n'est pas un fongus? Au point de vue anatomique, oui; et Hennequin s'était déjà élevé contre cette interprétation donnée par Jarjavay. Mais, au point de vue clinique, alors que nous nous trouvons en présence d'un malade atteint d'un fongus, il n'est plus possible d'être aussi exclusif; c'est, du reste, ce que va nous démontrer l'étude des symptômes du fongus.

M. Reclus fait bien nettement la distinction clinique entre le fongus superficiel et le profond.

Dans la forme extrême du fongus superficiel, la glande, chassée hors des bourses, est recouverte d'une couche granuleuse qui permet encore souvent de reconnaître l'organe glandulaire à sa forme, et aussi à sa sensibilité à la pression; le scrotum est vide; l'on n'y trouve plus de testicule; le cordon se continue avec l'épididyme encore recouvert et avec la tumeur placée à l'extérieur. A un degré encore moins avancé, c'est une simple végétation fongueuse qui apparaît au fond d'une ulcération des enveloppes scrotales ; les bourses contiennent encore le testicule, que l'on sent immédiatement au-dessous de l'ulcération comblée par la petite masse fongueuse.

S'agit-il, au contraire, du fongus profond? Ici encore, c'est une ulcération qui laisse passer des végétations souvent très développées; mais celles-ci s'implantent sur l'organe testiculaire encore recouvert par les enveloppes scrotales; le testicule, quelquefois hypertrophié, sera facile à délimiter; d'autres fois, au contraire, ratatiné déjà, atrophié et diminué de volume, il est moins aisé d'affirmer son état anatomique, son volume, et ses connexions avec les enveloppes.

Le fongus, une fois formé, s'accroît progressivement. Il apparaît comme un champignon étalé à la surface des bourses

____

(1) *Archives génér. de méd.*, 1879. Contribution à l'étude du sarcocèle gommeux.

et dont le pédicule assez gros se prolonge et se confond avec
ce qui reste du testicule. Le volume de ce fongus est variable ;
les plus gros dont il soit fait mention avaient de 5 à 6 centimètres de long sur 4 à 5 de large. Leur surface est rouge,
granuleuse, tapissée par une membrane analogue à celle des
bourgeons charnus. Leur tissu est ferme, élastique, peu friable.
C'est un tissu comparable à celui de l'induration des chancres,
avec une plus grande vascularisation. Au milieu de ce tissu se
trouvent englobés, outre les vaisseaux sanguins, les canalicules spermatiques, visibles surtout au microscope. La durée
de ces fongus est variable ; ils repullulent lorsqu'on se borne
à les exciser. Un certain nombre de fongus testiculaires, de
nature indéterminée, ont guéri à la suite d'un simple traitement
local, incision ou cautérisation ; Rollet ne doute pas que plusieurs de ces tumeurs ne fussent syphilitiques. Le traitement
général antisyphilitique a sur eux une action très prompte ;
et seul, ou bien aidé d'une médication locale peu active, il les
fait disparaître radicalement. — Toutefois, après la guérison,
le testicule est loin de se retrouver intact. Il reste quelquefois
une portion de la glande reconnaissable à sa rénitence et à la
sensation spéciale que la compression fait éprouver au malade.
D'autres fois, le testicule disparaît ; mais l'épididyme persiste ;
ou bien tout est détruit, sauf les membranes et le cordon. Le
résultat dépend surtout du point où en est arrivée la maladie
lorsqu'on commence à la traiter, car on est à peu près sûr de
conserver tout ce qui reste encore de l'organe à ce moment
(Rollet) (1).

Mais, c'est ici que commence véritablement l'embarras.
Quelle différence fera-t-on entre un moignon testiculaire atrophié, surmonté d'une végétation superficielle, et un épididyme
resté dans les bourses, alors que la glande expulsée se trouve
recouverte de bourgeons charnus ?

Comment distinguera-t-on la hernie partielle du testicule
bourgeonnant et étranglé vers son milieu, d'un fongus profond
implanté sur un organe peu augmenté de volume ?

Une section faite sur la glande malade nous renseignerait

____

(1) *Traité des maladies vénériennes*, 1865.

aisément et avec exactitude; mais ce n'est pas ainsi que l'on procède au lit du malade.

Et d'ailleurs, si nous consultons les observations mêmes de M. Reclus, nous voyons que ces doutes, loin de se dissiper, ne s'accentuent que davantage, qu'il est souvent difficile de savoir à quelle variété de fongus l'on a affaire; cliniquement, un fongus superficiel est donné comme profond, et, dans quelques cas, c'est l'examen anatomique seul qui a pu révéler le véritable point d'implantation du néoplasme.

Ainsi, dans l'Observation II (1) (obs. inédite du Dr de la Roche), il est dit simplement que « le scrotum est, à gauche, le siège d'une perte de substance du diamètre d'une pièce de cinq francs; par cet orifice sort une tumeur fongueuse, d'aspect noirâtre par places, comme sphacélée, indolente et suppurant à peine.

Bientôt (après le traitement ioduré), les ulcères se comblent, le testicule diminue, la plaie du scrotum devient rose, granuleuse, bourgeonnante et se cicatrise; la glande devient plus souple, et, au bout de trois semaines, il ne reste plus qu'une petite plaie de la largeur d'une pièce de vingt centimes, adhérente au testicule. »

Il est certain que rien ne nous indique, dans cette description, si le fongus s'est développé sur l'albuginée ou aux dépens du parenchyme.

De même, dans l'Observation III (2), la description fait comprendre que la tumeur est divisée en deux parties par l'ulcération scrotale, l'une, restée en dedans des enveloppes, c'est le testicule; l'autre, ayant fait irruption au dehors, c'est le fongus. Mais rien encore ne prouve que celui-ci est albuginique plutôt que parenchymateux; l'autopsie seule permet d'affirmer que les bourgeons charnus se sont développés sur l'albuginée.

Dans l'Observation IV (3), intitulée « Fongus superficiel », les symptômes cliniques ne sont pas notés; on pratique la castration, et la description anatomique de la pièce fait certaine-

(1) *Syphilis du testicule*, Reclus, p. 226.
(2) P. 228, *loc. cit.*, Reclus.
(3) P. 232.

ment comprendre que l'on a affaire à un fongus profond; nous avons déjà eu occasion de citer ce fait plus haut et de reproduire cette description (Letenneur et Ranvier). (Soc. anat. 1862.)

Ailleurs encore (Obs. VI) (1), M. Reclus nous dit qu'il est difficile de reconnaître la position exacte du testicule et ses connexions avec le fongus. Et pourtant, l'auteur en fait, sans hésiter, un fongus profond. J'en dirai autant de l'observation de M. Péan (Obs. VII de M. Reclus), dans laquelle il est dit que, par sa base, le fongus se confond avec le testicule, qui est plus volumineux qu'à l'état normal et induré dans la plus grande partie de son étendue. La castration pratiquée, l'examen de la pièce montre que l'albuginée est épaissie sur toute son étendue; on ne nous montre pas de perte de substance par laquelle le fongus s'implante directement sur le parenchyme.

Enfin dans l'observation de M. Marc Sée (2), rien absolument ne nous démontre davantage que nous avons affaire à un fongus profond, comme le veut l'auteur, plutôt qu'à une tumeur superficielle.

Si nous avons ainsi passé en revue les observations de fongus, rapportées par M. Reclus, c'est que, se basant sur elles, l'auteur a donné une description très nette des deux variétés de fongus. Les remarques que nous venons de faire, montrent, je pense, qu'en pratique la distinction n'est pas toujours si facile. Nous avons voulu seulement signaler la difficulté sans espérer la résoudre, et cela, faute d'éléments.

Cependant, dans une de ses observations, Rollet (3) nous dit que la tumeur repose sur le scrotum par une large base; mais ce n'est que par un pédicule étroit qu'elle pénètre plus profondément jusqu'au testicule avec lequel ses irradiations se confondent. Le testicule, que l'on sent manifestement en arrière du fongus, est volumineux, flasque, comme en partie vidé, et presque réduit à ses membranes d'enveloppes; le cordon n'est pas altéré. Dans ce cas, il paraît bien évident que c'est aux dépens du parenchyme que le fongus s'est développé.

(1) Reclus, p. 238.
(2) Reclus, *loc. cit.* (Obs. VIII, p. 241).
(3) *Gaz. médic. de Lyon*, 1858.

Du reste, il est un signe qui doit avoir une certaine valeur et que Rollet indique dans son ouvrage : « *Traité des maladies vénériennes* », mais que nous n'avons trouvé que rarement mentionné par d'autres auteurs ; nous voulons parler de la douleur spéciale que la pression des doigts provoque sur l'organe testiculaire. Nous la trouvons consignée, cependant, dans une observation de M. Simonet (1), dans laquelle il est dit que le testicule, recouvert de son fongus, était parfaitement sensible à une pression un peu forte, et, qu'après guérison, le malade recouvra ses facultés génésiques ; il est vrai que le testicule opposé était resté sain. Donc, si le fongus est superficiel, le testicule, encore peu altéré, sera sensible ; si, au contraire, c'est aux dépens des tubes que s'est développée la tumeur, on peut dire que la glande n'existe plus, et la pression sera indolore. Toutefois, nous ne voudrions pas donner à ce symptôme plus de valeur qu'il n'en mérite, et il serait téméraire, peut-être, de l'accepter comme absolument pathognomonique de l'intégrité testiculaire ; un testicule indolent, et partant déjà altéré, peut parfaitement exister sous une couche de bourgeons albuginiques.

Mais, nous devons ajouter encore que, dans quelques-unes des observations citées par M. Reclus, il ne paraît pas absolument certain que les lésions testiculaires se sont développées sous l'influence de la diathèse syphilitique ; et l'on sait que l'iodiure de potassium produit quelquefois de bons effets dans la scrofule ; ajoutez à cela le régime meilleur auquel sont soumis les malades à leur entrée à l'hôpital, et l'on comprendra l'influence heureuse exercée par le traitement sur la lésion testiculaire.

M. Reynier (2), dans les *Archives de médecine*, publie une série d'observations, dans lesquelles des gommes ulcérées du testicule ne furent pas suivies de la production d'un fongus ; il est vrai que l'auteur n'admet pas le fongus albuginique, et que pour lui, comme pour Hennequin, il n'y a de fongus que celui développé aux dépens du parenchyme testiculaire.

(1) Thèse de Moutier, p. 63. Paris, 1875.
(2) *Archives générales de médecine*, 1879. Contribution à l'étude du sarcocèle gommeux, par P. Reynier.

Ceci nous montre simplement que le fongus n'est pas une terminaison nécessaire d'une gomme ramollie et éliminée à l'extérieur; la guérison peut s'effectuer sans passer par cette phase de fongus.

Quoi qu'il en soit, il résulte de tout cela que le fongus ne se produit pas souvent, qu'il est assez rare ; que, lorsqu'il existe, il est souvent difficile d'affirmer cliniquement si la production fongueuse s'est développée aux dépens de l'albuginée ou aux dépens des parties profondes. On ne peut donc s'empêcher d'être de l'avis de M. Gosselin (1), quand il dit : « Le fongus bénin est excessivement rare. Depuis ma traduction de Curling, je n'en ai vu qu'un seul exemple, et c'était sur un enfant nouveau-né dont l'observation a été communiquée à la Société de chirurgie en 1858 et 1859. Aujourd'hui, comme en 1857, j'explique cette rareté par l'origine syphilitique fréquente du fongus, et par le soin avec lequel sont traités les sarcocèles syphilitiques, dont la résolution est obtenue avant la période à laquelle le fongus aurait pu se former. »

(1) *Clinique chir. de la Charité*, t. II, p. 405. Paris, 1873.

VI

DIAGNOSTIC

Les diverses lésions testiculaires de la syphilis n'ont entre elles que peu de ressemblance, et si quelques caractères communs peuvent laisser soupçonner leur origine identique, les dissemblances, cependant, sont trop nombreuses pour qu'on ne doive pas, à propos de chaque variété de lésion, faire une étude diagnostique distincte.

Aussi, passerons-nous en revue très rapidement (car cette étude est faite partout aujourd'hui) les diverses affections qui pourraient être confondues avec : l'orchite interstitielle et sa terminaison fréquente, l'atrophie ; avec l'épididymite syphilitique, avec la gomme suppurée ou non, et enfin avec le fongus.

L'orchite interstitielle nodulaire, à sa période hypertrophique, se reconnaît sans difficulté. Les bourses, dont les téguments sont, en général, souples, surtout lorsqu'une hydrocèle les soulève, sont d'un volume plus considérable. Dans la vaginale, on sent la glande tuméfiée de la grosseur d'un petit œuf de poule. Il est souvent difficile de distinguer le testicule proprement dit de l'épididyme, lorsque ces deux parties sont fusionnées, lorsqu'il existe un sarcocèle épididymo-testiculaire (Fournier).

Parfois, l'albuginée est lisse ; mais quelquefois on rencontre des plaques de consistance cartilagineuse qui la blindent, ou de petites saillies hémisphériques comme des moitiés de pois sec, ou comme des grains de plomb enchâssés. M. Fournier insiste beaucoup sur ce blindage qui, pour lui, est pathognomonique de la lésion qui nous occupe. La glande est d'une dureté ligneuse, et on la « manie », on la presse même avec énergie sans réveiller la moindre douleur (Reclus).

Mais le tableau clinique n'est pas toujours aussi complet ; certains signes manquent ; d'autres, étrangers à la vérole, se

surajoutent ; qu'on recherche les accidents antérieurs de la syphilis, qu'on recoure au mercure et à l'iodure de potassium,
et l'on sera bientôt fixé.

Toutefois, l'orchite interstitielle nodulaire pourra être confondue avec la tuberculose, les diverses variétés de cancer et
l'hématocèle.

La tuberculose génitale a ses caractères spéciaux ; mais si
les antécédents syphilitiques font défaut, si le malade est affaibli
et cachectique, on devra trouver, pour affirmer la tuberculose,
l'épididyme beaucoup plus infiltré que le testicule ; les bosselures, plus acuminées, moins séparées les unes des autres que
dans le syphilôme, sont agglomérées, chevauchant les unes sur
les autres.

La tuberculose intéresse fréquemment le cordon, en lui com-
muniquant une forme particulière, noueuse, dite moniliforme ;
elle ne tarde pas à provoquer une phlegmasie périphérique,
d'où résultent des adhérences avec les bourses ; la suppuration
ne tarde guère à arriver, et à déterminer un ou plusieurs foyers,
qui s'ulcèrent, pour dégénérer en autant de fistules persistantes,
d'évolution remarquablement chronique. En même temps,
existe une tuberculisation des vésicules séminales, de la prostate, des poumons. Enfin, un traitement mixte énergique peut
aider à juger en quelques jours la question.

Nous ne pouvons nous empêcher de citer ici les caractères
histologiques, étudiés par M. Malassez, et permettant, à l'aide
du microscope, de faire la distinction entre les lésions testiculaires de la tuberculose et de la vérole. L'un et l'autre virus
déterminent dans le testicule une véritable éruption consistant
en petits foyers d'irritation, généralement de forme sphérique :
granulation tuberculeuse élémentaire, nodule syphilitique.
Mais les granulations tuberculeuses ont pour point de départ
presque constant le tube séminifère ; le nodule syphilitique, au
contraire, naît toujours dans le tissu interstitiel. Aussi, dans la
tuberculose, l'épithélium du tube prolifère, il se dilate, et,
quand vient la dégénérescence, il reste dilaté comme il l'était de
son vivant ; et, sur des coupes, on finit toujours par retrouver
le ou les tubes séminifères primitivement atteints, occupant
le centre du produit tuberculeux et contrastant singulièrement

avec ceux des régions avoisinantes, lesquels sont, au contraire,
atrophiés et à parois épaissies. Dans la syphilis, quand le nodule est petit, il n'y a jamais, à son centre, de tube séminifère.
Si le produit syphilitique est assez volumineux pour en comprendre plusieurs, aucun d'eux n'est dilaté; ils peuvent bien
être un peu plus volumineux que ceux qui se trouvent au dehors
des produits, mais ils sont, comme eux, atrophiés, et, comme
eux, leurs parois sont épaissies; car, avant d'être compris dans
le foyer, ils avaient subi, comme le reste du testicule, l'influence
des lésions interstitielles (Malassez) (1).

La distinction est autrement difficile lorsqu'il s'agit d'une
tumeur maligne. On insistait beaucoup autrefois sur la bilatéralité fréquente du sarcocèle syphilitique; mais on oubliait
que, d'une part, la vérole n'affecte souvent qu'un testicule, et
que, d'autre part, le lymphadénome, étudié par MM. Monod
et Terrillon (2), peut infiltrer à la fois ou séparément les deux
glandes spermatiques : c'est aussi le testicule, de préférence
à l'épididyme, que frappe le néoplasme. Les productions, du
reste, n'ont pas la dureté de l'orchite; pas de productions fibreuses sur l'albuginée; il n'y a pas l'indolence du syphilôme;
les antécédents propres à la vérole font défaut; enfin, le traitement ioduré, prescrit selon les règles, est inefficace (Reclus).

Il est de la dernière utilité de suivre, dans ce cas, le conseil donné par M. Trélat, de rechercher si le malade n'a pas en
un point quelconque du corps une autre tumeur lymphadé-
nique, et, si on la découvre, malgré son peu d'importance
apparente, de l'enlever et de l'examiner.

Malgré tous ces signes différentiels, les erreurs sont encore
assez fréquentes : et l'on ne compte plus les castrations prati-
quées autrefois pour un cancer, alors qu'il s'agissait d'une
tumeur syphilitique.

Nous devons à l'obligeance de M. L. H. Petit, qui a bien
voulu nous les signaler, les deux observations suivantes, em-

(1) *Archives de physiol.*, 1881, p. 985.
(2) Monod et Terrillon, *Contribution à l'étude du lymphadénome du
testicule.* Paris, 1880.

pruntées à Dupuytren (1), et qui sont bien caractéristiques sous ce rapport ; nous en reproduisons le résumé :

OBSERVATION VI

Engorgement du testicule présumé squirrheux. — Amputation. — Engorgement de l'autre testicule. — Traitement antivénérien. — Guérison.

M..., âgé de 40 ans, cultivateur, portait depuis deux ans un engorgement du testicule gauche. Ce malade, ancien soldat, avait eu quelques affections vénériennes. On crut à un engorgement squirrheux, l'ablation proposée fut acceptée par le malade et pratiquée par le docteur C... Guérison rapide; mais au bout d'un mois, le testicule droit commença à s'engorger. M. Dupuytren fut consulté ; son expérience et l'habitude d'interroger avec soin les malades et de leur faire subir un traitement en rapport avec la cause présumée de l'engorgement, avant de pratiquer l'opération, le conduisirent à prescrire les antivénériens. A peine un mois s'était-il écoulé, que l'engorgement diminua de volume, et bientôt il ne tarda pas à se résoudre complètement.

OBSERVATION VII

Engorgement syphilitique pris pour une affection cancéreuse. — Ablation d'un testicule. — Récidive dans l'autre — Traitement antivénérien. — Guérison. Hydrocèle consécutive.

M. B..., de Nancy, 34 ans, s'aperçut, il y a plusieurs années, que son testicule droit devenait dur, douloureux. Dans sa jeunesse il avait eu une affection vénérienne. On crut à un engorgement squirrheux, et le testicule fut enlevé : guérison. Deux ans après, l'autre testicule s'engorgea; le malade refuse l'ablation qu'on lui propose de nouveau. On essaie les antivénériens. Au bout d'un mois de traitement par les pilules avec un huitième de grain de sublimé, de frictions mercurielles sur le testicule, cet organe était revenu à son état normal. Mais une hydrocèle s'étant développée, on la ponctionna et on la traita par l'injection; l'inflammation qui survint fut modérée, et ce malade, guéri, retourna reprendre son commerce à Nancy.

Et, de nos jours encore, de pareils cas ont été publiés : M. Ver-

(1) Dupuytren, *Leçons orales de clinique chirurgicale*, 2° édition t. IV, 1839, p. 226 et 227.

neuil lui-même a fait connaître une erreur de ce genre, et M. Reclus rapporte un cas semblable qu'il a observé dans le service de M. Vidal, à Saint-Louis : on croyait à des sarcômes, c'était la syphilis qui était en cause.

S'agit-il encore d'autres tumeurs malignes, telles que ces tumeurs mixtes si fréquentes dans le testicule ? Un noyau d'enchondrome pourrait en imposer ; mais à côté des parties dures s'en trouvent de beaucoup plus molles : l'accroissement du cancer est plus rapide ; il y a souvent des élancements douloureux, une cachexie plus profonde. Et, comme ailleurs, ici encore le traitement modifiera rapidement la glande, s'il s'agit de syphilis.

Mais s'il est relativement facile de distinguer le cancer de la syphilis testiculaire ; il n'en est pas de même lorsque ces deux affections viennent se greffer concomitamment sur la glande testiculaire d'autres diathèses pourront, de même, affecter le testicule de pair avec la syphilis : la blennorrhagie, la tuberculose peuvent être dans ce cas. Aussi ces formes mixtes, hybrides peut-être, irrégulières à coup sûr, doivent-elles en imposer souvent au praticien, et laissent forcément indécise la conclusion de l'observateur (Henriet) (1). Nous n'avons pas, malheureusement, les documents nécessaires pour trancher cette question encore en litige, et sur laquelle M. Henriet a bien voulu appeler notre attention : nous nous contenterons de reproduire l'observation suivante, qui montrera bien toutes les difficultés qui surgiront dans la pratique ; c'est une question à l'étude et qui mérite toute l'attention des cliniciens.

OBSERVATION VIII (2)

Carcinôme du testicule chez un syphilitique, par M. Herpin, interne des hôpitaux.

Ch. B..., 36 ans, employé de commerce. Ce malade est syphilitique depuis deux ans. Il y a cinq ou six mois, il constata sur le testicule

(1) *Tribune médicale*, 19 mars 1882. *Revue chirurgicale*, par L. Henriet.
(2) *Bull. de la Soc. anat.*, 1876, p. 130.

gauche une petite tumeur arrondie et dure; bientôt il se forma un épanchement dans la tunique vaginale, et lorsque le malade se présenta à la consultation, le 8 janvier 1876, il portait une hydrocèle volumineuse qui masquait absolument le testicule. La ponction laissa écouler une assez grande quantité de liquide citrin, le liquide normal de l'hydrocèle. En palpant le testicule, on constate alors que celui-ci a subi des modifications dans sa consistance et son volume. Le testicule est induré dans sa totalité ; par places on rencontre des noyaux plus durs, mais nulle part on ne trouve l'*induration en plaques*.

L'épididyme est considérablement développé et forme une sorte de bourrelet saillant, nettement isolable, qui surmonte le testicule. D'une dureté ligneuse, il présente çà et là des inégalités et des bosselures ; le cordon offre un volume double de celui du côté opposé, mais a conservé sa souplesse. Dans la fosse iliaque, on perçoit un empâtement profond qui peut être dû soit à un engorgement ganglionnaire, soit au gonflement prolongé des éléments du cordon.

Le malade accuse des douleurs, non pas dans le testicule lui-même, qui peut être impunément serré entre les doigts, mais des douleurs irradiées dans l'abdomen et le membre inférieur gauche jusque dans le pied.

Le testicule, du côté opposé, est parfaitement sain. Rien à la prostate ni aux vésicules séminales. Bien que la quantité du liquide de l'hydrocèle, le volume du cordon et les douleurs ne permissent guère de penser au testicule syphilitique, on soumet cependant le malade au traitement spécifique.

Le liquide s'étant reproduit, une nouvelle ponction est pratiquée le 23 janvier. Le testicule est trouvé un peu plus volumineux et plus dur.

A partir de ce moment, les douleurs augmentent au point d'empêcher le sommeil; l'appétit se perd. L'état général s'altère ; le malade demande avec insistance à être débarrassé de son testicule.

10 février. *Opération*. La tunique vaginale, ayant été trouvée épaissie et indurée, est enlevée avec le testicule.

Examen de la tumeur. — On peut voir ce que l'on avait constaté par la palpation: le volume anormal, la dureté du testicule et surtout de l'épididyme. La tunique vaginale est épaissie et infiltrée de sang. Et cependant le liquide qu'elle contenait, aux trois ponctions, a toujours été trouvé simplement citrin. Le tissu de la tumeur est résistant et criant sous le scalpel. A la coupe, on remarque que la structure normale du testicule a presque complètement disparu ; on la retrouve seulement dans un point très restreint au niveau de l'extrémité inférieure. Tout le reste de l'organe est envahi par un tissu de nouvelle formation.

L'examen histologique, fait par M. Malassez, démontre que la tumeur est un carcinôme. On note, de plus, un développement anormal du tissu fibreux. (On pourrait peut-être attribuer cet état à la syphilis ?)

Depuis l'opération, l'état local est très satisfaisant; la plaie a bon aspect, bourgeonne et diminue rapidement. Mais l'état général est mauvais Perte absolue de l'appétit, teint jaune, affaiblissement général. Huit jours après l'opération, apparition d'une phlegmatia alba dolens du membre inférieur gauche.

Enfin, l'hématocèle, à son tour, ne pourra souvent être distinguée que par une incision exploratrice; mais on connaît les dangers de cette intervention, surtout pratiquée sans les précautions antiseptiques.

Lorsqu'une hydrocèle abondante rendra l'examen difficile, il sera toujours permis d'évacuer le liquide par une ponction préalable.

Si l'épididyme seul est pris, nous avons vu que cela a lieu souvent à la période secondaire de la syphilis, mais que, néanmoins, cette localisation peut s'observer aussi, quoique plus rarement, à une période avancée de l'évolution diathésique. Secondaire ou tertiaire, il faut savoir distinguer l'épididymite des affections qui peuvent en imposer, telles que les noyaux tuberculeux et ces indurations chroniques de la queue de l'épididyme, reliquat de quelque ancienne uréthrite propagée jusqu'à la glande séminale.

Dans la tuberculose, les masses nouvelles sont moins nettes, moins isolées, à contours plus indécis que celles du syphilôme, qui donnent la sensation d'un pois sec, d'un haricot inséré au milieu du tissu sain. Les dépôts caséeux envahissent tout un segment de l'organe, la queue, la tête ou le corps. Leur consistance, plus mate, n'a pas la dureté élastique des noyaux produits par la syphilis. Mais ici encore, dans les cas douteux, le traitement antisyphilitique, les antécédents du sujet, son état actuel et les manifestations anciennes de la vérole ou de la scrofule, viendront corroborer le diagnostic.

Dans l'épididymite chronique blennorhagique, le nodule siège à la queue de l'épididyme, et, sauf exception rare, s'y limite. A une certaine époque, il y a un état aigu avec douleurs vives et chaude-pisse concomitante.

Chez les vieux rétrécis, les prostatiques, on observe des engorgements tantôt limités à l'épididyme, tantôt au testicule, parfois occupant le testicule et l'épididyme. Souvent l'état chronique a été précédé d'un état aigu qui fixe le diagnostic; plus souvent encore, l'inflammation est chronique d'emblée,

Ro. 8

l'organe est alors tuméfié, toujours moins dur que dans le syphilôme; il est peu douloureux à la pression, mais il conserve sa sensibilité spéciale. Le canal déférent est souvent tuméfié (Reclus).

Nous avons donné notre avis, en parlant des symptômes, sur l'existence de l'orchite syphilitique aiguë de M. Reclus; pour que nous puissions l'admettre, sans discussion, avec cet auteur, il faut que l'on nous montre réellement la glande devenir tout à coup le siège de douleurs très vives, fixes ou irradiées vers l'aine ou la région lombaire; la moindre pression sur les bourses réveiller les souffrances; les enveloppes scrotales même être tuméfiées. Que le testicule double ou triple de volume dans l'espace de quelques jours; qu'il n'existe point d'uréthrite; que le canal soit sain. Le malade, enfin, devra n'avoir pas reçu de choc, et, en dehors de la syphilis, n'être atteint d'aucune diathèse : rhumatisme ou tuberculose.

Il faudra exclure successivement la blennorrhagie, le mauvais état du canal, le traumatisme, les maladies générales, oreillons, rhumatisme et tubercule, le décours d'une fièvre grave. Bientôt, du reste, la fluxion se dissipera, et les signes de la forme banale apparaîtront. Qu'on se rappelle, enfin, que la blennorrhagie, les uréthrites de nature quelconque, retentissent d'abord sur l'épididyme; les autres causes, au contraire, retentissent d'abord sur le testicule.

Mais chacune de ces causes pourra amener l'atrophie de l'organe. Est-il possible, lorsqu'on se trouve en présence d'une lésion semblable, de reconstituer son histoire et de déterminer son origine? Oui, répond M. Reclus, dans un certain nombre de cas. Le testicule acquiert, en effet, une dureté caractéristique; on dirait un noyau fibreux appendu au canal déférent et perdu dans des bourses trop larges. En général, les atrophies, consécutives au traumatisme, à la métastase des oreillons, au rhumatisme, au varicocèle, ne s'accompagnent pas de la résistance et de la dureté de l'atrophie syphilitique ; au lieu d'être déprimée par des travées cicatricielles, l'albuginée est comme ridée sur son contenu atrophié.

La gomme ramollie, ouverte ou non à l'extérieur, a dû être souvent confondue avec la tuberculose du testicule; cela se comprend d'autant mieux que des syphiliographes distingués, tels que Ricord, niaient résolument la suppuration des testicules syphilitiques; et que d'autres, comme M. Fournier et comme M. Gosselin, avouaient ne pas connaître d'exemple de ramollissement et d'évacuation du foyer caséeux. Cependant, suivant M. Reclus, le diagnostic est possible; il est même assez facile, du moins dans la majorité des cas.

Lorsque, dit cet auteur, un gros testicule, indolore jusqu'alors, devient le siège de souffrances vives, qu'une bosselure, formée vers la partie antérieure, adhère aux téguments rougis et enflammés, qu'une ulcération se fait par où s'échappent, avec un peu de matière puriforme, des masses jaunâtres semblables à de la filasse mouillée ou au bourbillon de l'anthrax, il ne serait plus besoin, à la rigueur, de rechercher les antécédents du malade, et d'éprouver, par le contrôle du traitement, la certitude du diagnostic. Ce simple examen suffit; c'est bien d'une gomme suppurée qu'il s'agit.

Tout autre, en effet, est l'évolution de la tuberculose génitale. D'abord, si le gonflement de la glande n'est pas tel qu'une analyse de ses parties constituantes soit encore possible, on trouvera que le maximum des lésions existe dans l'épididyme. Or, pour la gomme syphilitique, les altérations siègent surtout dans le testicule; et l'épididyme, lorsqu'il est pris, l'est, en général, beaucoup moins. L'adhérence des téguments, leur inflammation et la perte de substance consécutive ne se font que rarement en avant du scrotum dans la tuberculose : lorsqu'une fistule s'ouvre en ce point, on en compte déjà plusieurs en arrière et en bas, au niveau de l'épididyme. C'est encore là un signe important; car, d'après nos observations, la gomme s'évacue par un orifice correspondant au bord antérieur du testicule. Nous ne prétendons pas affirmer qu'on n'a pas rencontré ou qu'on ne rencontrera pas de fistule syphilitique ouverte en arrière; mais ces faits demeureront exceptionnels.

Du reste, la matière puriforme du foyer tuberculeux n'a rien de commun avec le bourbillon du syphilôme. Parfois, au début, elle est d'apparence phlegmoneuse, puis devient plus séreuse et entraîne avec elle des petits grumeaux qui s'écrasent facilement. En quoi cette substance ressemble-t-elle aux filaments enchevêtrés de la gomme, qu'on ne saurait mieux comparer, avons-nous dit, qu'à de petits pelotons de filasse mouillée ? Il est vrai que, lorsque l'évacuation est complète, on ne peut plus compter sur ce signe pour établir le diagnostic. Mais des bourgeons charnus, en se développant, donnent naissance à un fongus dont nous avons déjà indiqué les caractères (Reclus).

Ces signes seront, en général, suffisants. L'examen des organes génitaux, l'examen de la diathèse, le traitement antisyphilitique viendront confirmer ou infirmer le diagnostic. Dans la syphilis, le cordon et la prostrate sont exceptionnellement atteints. Au contraire, rien n'est plus fréquent que leur altération dans la tuberculose. Parfois même l'appareil urinaire est infiltré, et sa dégénérescence se révélera par des symptômes qui rendront plus nets les traits du tableau. Les onctions mercurielles, l'emplâtre de Vigo, l'iodure de potassium à haute dose, amèneront une cicatrisation prompte, tandis que ces substances demeureront à peu près sans effet sur les ulcérations de la tuberculose. Enfin, on trouvera souvent, chez le malade, des manifestations syphilitiques anciennes ou récentes, ou bien, lorsqu'il s'agit de tuberculose génitale, les vestiges d'une scrofule antérieure (Reclus) (1).

(1) Au moment de mettre sous presse, nous recevons de notre maître, M. le professeur agrégé Spillmann, de Nancy, la note suivante, pour laquelle nous ne saurions trop le remercier :

« L'examen du liquide qui s'échappe par les trajets fistuleux, pourra, en cas d'hésitation, éclairer le diagnostic. Si l'on y découvre, en effet, des bacilli de la tuberculose, l'on pourra affirmer, d'une façon à peu près indubitable, qu'il s'agit d'un testicule tuberculeux.

« Cet examen peut se faire d'une façon très rapide. Il suffit de cinq minutes pour colorer des bacilles, d'après le procédé modifié de Balmer et Fraentzel. La sérosité recueillie est colorée dans une solution de bleu de gentiane et d'aniline, chauffée, puis décolorée dans une solution d'acide nitrique. On colore ensuite avec du brun de Bismarck ou avec de la chrysoïdine. »

OBSERVATION 1

Homme de 47 ans. — A eu la syphilis il y a vingt ans. Ce malade est très amaigri et porte sur le corps une éruption généralisée de psoriasis

C'est encore à ces signes que l'on reconnaîtra la nature des fistules syphilitiques. Il est, en outre, certains caractères qui en feront soupçonner l'origine; d'abord leur situation en avant du scrotum dans la région qui correspond au testicule proprement dit. Dans une observation de Ricord, où la gomme s'était développée dans le tissu cellulaire qui environne l'épididyme, c'est encore en haut et en avant que venait s'ouvrir la fistule. Elle est, en général, unique, rarement double, tandis que la multiplicité des orifices est plutôt la règle dans les abcès tuberculeux. Enfin la fistule syphilitique est bien moins humide; son trajet est presque sec et l'on n'y voit pas suinter, comme dans les clapiers tuberculeux, une sérosité abondante mêlée à des grumeaux puriformes (Reclus).

Ce que nous avons dit des fongus dans le chapitre de la

vulgaire. Testicule droit assez volumineux; nodosités multiples, fistules, caverne au sommet gauche, tuberculose pulmonaire confirmée.

Examen du liquide s'écoulant des fistules.

Quelques bacilli dans chaque préparation; ils ont entre le 1/4 et la 1/2 du diamètre du globule sanguin. Ces bacilli sont caractéristiques et très nettement colorés.

OBSERVATION II

H..., tailleur, 32 ans. — Mère morte d'accident. Père vivant. — Blennorrhagie il y a quatre ans, suivie d'épididymite. Induration persistante. Il y a dix-huit mois, nodosités, douleurs, ulcération fongueuse. Le testicule est à nu. Aujourd'hui, suppuration persistante avec trajets fistuleux. État général passable. Maigreur. Diarrhée. Pas de généralisation au poumon, à craindre cependant. Bacilli nombreux dans le pus.

Il est à regretter que nous n'ayons pu faire comparativement l'examen de liquides provenant de malades atteints de testicules syphilitiques. Mais en prenant pour point de départ les recherches faites par Lichtheim, Hiller, Balmer, Fraentzel, Gibbes, etc., il est permis d'affirmer que la présence des bacilli dans un liquide dénote nécessairement l'existence de la tuberculose. On peut donc affirmer que nous possédons là un é'ément de diagnostic précieux, qui pourra rendre des services dans les cas douteux.

Une *ponction exploratrice* pratiquée avant l'existence de toute plaie pourra permettre de trancher le diagnostic. J'ai pu aussi, il y a deux mois, affirmer l'existence d'une pleurésie tuberculeuse, quand il n'en existait encore aucun signe manifeste. Le liquide renfermait des bacilles Depuis, la tuberculose est devenue indiscutable chez ce malade.

symptomatologie est suffisant pour faire comprendre ce que nous pensons du diagnostic différentiel entre le fongus profond et le superficiel.

Mais il nous faut signaler, pour être complet, les cancers ulcérés : leurs masses, caractérisées par la rapidité de l'évolution, le volume, le sphacèle partiel, leurs hémorrhagies fréquentes, et le liquide ichoreux qui les baigne, ne sauraient être confondus avec les bourgeons exubérants d'un fongus bénin du testicule.

Quant à distinguer les fongus tuberculeux des syphilitiques, ce que nous avons dit précédemment de l'orchite et des gommes, pourra ici encore nous venir en aide : on recherchera l'état du cordon, de la prostate, du poumon; l'aspect seul du fongus, à la vérité, ne suffit pas pour en faire reconnaître la nature; mais les bourgeons charnus tuberculeux sont pâles, décolorés; la membrane granuleuse, chez les syphilitiques, est exubérante, de couleur rougeâtre : ce ne sont plus ces bourgeons « poussant comme à regret » décrits par Deville sur le testicule phymique hernié, mais des masses qui recouvrent l'albuginée tout entière. Sans doute, la cachexie joue ici un rôle important; chez les tuberculeux, la déchéance organique est, en général, telle que les bourgeons charnus eux-mêmes ont une vitalité moindre. La syphilis provoque plus rarement la cachexie; aussi la végétation y est-elle, d'ordinaire, plus riche et plus luxuriante; mais que le malade s'affaiblisse, et peut-être elle périclitera. Il est vrai qu'en peu de jours, sous l'influence du traitement mixte, on verra les bourgeons reprendre une force nouvelle et devenir bientôt abondants et vermeils.

VII

PRONOSTIC

Deux conditions essentielles sont nécessaires pour assurer le
parfait fonctionnement de la glande testiculaire; d'une part,
il faut l'intégrité à peu près absolue d'une partie, sinon de la
totalité des tubes séminifères; et d'autre part, le libre parcours des voies d'excrétion est absolument indispensable.

Qu'on se rappelle les lésions anatomiques que nous avons
décrites et les diverses phases qu'elles parcourent; il sera facile
de comprendre l'avenir réservé à la glande testiculaire atteinte
par la syphilis, suivant la période à laquelle le traitement intervient. .

Au début, alors qu'il n'y a qu'une simple infiltration gélatiniforme, caractérisée par l'hypertrophie du testicule, alors que
les tubes sont simplement écartés sans être comprimés ni altérés, le traitement appliqué à temps fera disparaître toute
lésion, et les fonctions, un instant compromises, reparaîtront
dans toute leur intégrité; c'est évidemment un cas de ce genre
que rapporte M. Fournier (1) : il s'agit « d'un malade affecté
d'un double sarcocèle syphilitique que l'épithète d'énorme
peut seule qualifier. Un des testicules, le plus petit, offrait le
volume d'une pêche, et l'autre, celui d'un gros citron. Tous
deux avaient une dureté ligneuse. Le début de la lésion, qui
ne pouvait être rigoureusemment précisé, ne remontait pas à
moins de 6 ou 8 mois. J'avoue, qu'*à priori*, se présentant dans
de telles conditions, ce cas me parut singulièrement défavo-
rable. Je pensais bien qu'il serait en mon pouvoir d'amender
dans une certaine mesure une telle lésion, mais je n'avais
guère l'espérance de la guérir complètement.

Eh bien! mes prévisions furent trompées, et j'eus la satisfac-

(1) *Mouvement médical*, 1874, p. 585.

tion d'avoir tort dans mon pronostic. Ces deux énormes testicules, sous l'influence bienfaisante de l'iodure, revinrent à leur
volume *normal*, et la guérison fut absolue. »

C'est souvent au bout de plusieurs mois que l'on peut encore
obtenir cette cure radicale; il en sera de même pour l'épididymite, surtout si cette lésion ne gêne pas encore l'excrétion
de la liqueur séminale; ainsi dans un cas de syphilôme épididymaire double, Dron a constaté la présence des spermatozoïdes dans le sperme éjaculé.

D'après Jullien, l'épididymite secondaire n'irait guère qu'avec
les véroles graves ; à ce point de vue, son existence serait d'un
présage fâcheux. Cette opinion n'est pas vraie, d'une façon
générale; souvent, en effet, le syphilôme secondaire coïncide
avec des accidents secondaires d'une grande bénignité. Néanmoins, un traitement spécifique sévère est de rigueur; il faut
éloigner du testicule les lésions tertiaires qui y seraient peut-
être appelées par la « minor resistentia, » dont la lésion secondaire est un indice peu contestable. Il faut surtout prévoir les
vaginalites chroniques, toujours graves, mais heureusement
rares (Tédenat).

Mais plus tard, quand la rétraction scléreuse a commencé à
se faire par places ou dans tout l'organe, alors les conditions
sont changées, et ce travail cicatriciel sous-albuginé aboutira
nécessairement à la destruction des tubes.

Une sclérose partielle permettra évidemment encore par
places la sécrétion des spermatozoïdes, et si les voies sont
libres, leur évacuation à l'extérieur se fera avec une facilité
relative; c'est ce qui se produit quelquefois, alors que, le centre
de l'organe étant ratatiné, ses deux pôles sont restés indemnes
et qu'ils ont conservé leur consistance et leur sensibilité nor-
males. Mais si la glande dans la totalité est atrophiée, si l'on
a affaire à un « haricocèle » (Ricord), ou encore, si la sclérose évolue au niveau de l'épididyme, enserrant l'organe dans
sa totalité, et y faisant l'office d'une véritable ligature, la fonction alors sera totalement abolie. Mais le pronostic est cependant moins grave qu'on ne le croirait *à priori*, et cela à cause
de la marche lente du mal, et de la longue durée de la période
d'opportunité thérapeutique. On doit conserver bon espoir

toutes les fois que le testicule est tuméfié et doué d'un certain
degré de sensibilité normale. Si cette sensibilité, d'abord ab-
sente, renaît sous l'influence du traitement, on peut compter
sur une guérison complète; mais ce serait se faire illusion
(Tédenat) que de croire avec Vidal que, la guérison obtenue,
le malade aura trouvé un regain de virilité.

Cependant, M. Gosselin, dans le livre de Curling, nous rapporte l'histoire d'un officier « qui avait un double sarcocèle, et
qui n'avait plus, depuis quelques semaines, ni érections, ni
désirs vénériens; » six semaines de traitement par les frictions
mercurielles et l'iodure de potassium (5 grammes par jour)
ramenèrent les érections et les éjaculations, et le sperme renfermait une grande quantité de spermatozoïdes, agités de mouve-
ments. Sur un autre sujet, après la guérison d'un sarcocèle syphilitique bilatéral par l'iodure de potassium à haute dose, M. Gosselin put de même constater la présence des spermatozoïdes (1).

Du reste, rappelons-nous les recherches de M. Brissaud sur
les modifications de l'épithélium du corps d'Higmore, dans les
cas d'atrophie testiculaire; on y trouve, à part l'absence de cils
vibratifs, des éléments épithéliaux, ressemblant beaucoup à
l'épithélium normal des cônes de l'épididyme. Mais ces cellules
sont-elles aptes à la fécondation? C'est ce qu'il faudrait démontrer.

Et même, lorsque l'atrophie semble complète, tout espoir
de retour *ad integrum* n'est pas perdu, au moins quant à la
forme de l'organe; témoin ce fait de M. Fournier (*Mouvement
médical*) (2) : « Un malheureux malade, affecté d'un effroyable
lupus naso-guttural, qui avait détruit le palais avec le voile
du palais, et dévoré tout le pharynx, portait en plus (et cela
depuis une époque indéterminée, mais lointaine) un testicule
atrophié par la syphilis. Ce testicule offrait tout au plus le volume d'une très petite noix; il était de plus extraordinairement
irrégulier de forme, et enfin il présentait au palper une dureté
telle qu'on aurait pu sans grande exagération le comparer à
un caillou. Or, contre mon attente encore, ajoute M. Fournier,

(1) Curling, *Annotations,* p. 365.
(2) P. 585.

il arriva ceci, c'est que le traitement spécifique prescrit en vue
du lupus (frictions mercurielles et iodure) exerça une action
vraiment inattendue sur ce testicule rabougri et dégénéré. Ce
testicule assurément ne reprit pas le volume qu'il avait perdu,
mais il reprit une forme à peu près régulière; et, ce qui est
plus surprenant encore, il recouvra, partiellement, pour le
moins, sa souplesse physiologique. »

Mais si les lésions parenchymateuses testiculaires aboutissent
à la nécrose, à la gomme ramollie et évacuée à l'extérieur,
dans ce cas, les fonctions sont plus gravement et aussi plus
sûrement compromises. Le traitement spécifique, du moment
où la gomme aura acquis son entier développement, ne pourra
jamais refaire les tubes spermatiques détruits par le processus
nécrosique. En ce point, l'atrophie est fatale; le pronostic,
quant à la fonction de l'organe, dépendra donc de l'étendue de
la mortification. Bien plus, il arrive même, dit Tédenat, avec
des lésions circonscrites que l'aspermie soit complète; c'est ce
que Lewin (cité par Virchow : *Leçons sur les tumeurs*) a observé
trois fois sur six cas d'orchite partielle.

On sait, du reste, que l'inflammation d'un testicule peut
arrêter la sécrétion du sperme dans l'autre (Liégeois).

S'agit-il de suppuration prolongée ou de fongus parenchymateux, dans ce cas, la destruction totale de l'organe sera le
résultat fatal de l'évolution de la lésion. Quelquefois pourtant,
une partie de la glande persiste, mais le moignon qui reste
subit la transformation scléreuse. Ce débris de « testicule moral »
ne sert en rien à la fonction. Le traitement spécifique, en arrê-
tant le mal, peut mener à guérison complète les parties qui
n'ont pas été compromises par la suppuration ou la formation
fongueuse.

Quant au pronostic du fongus superficiel, albuginique, il
n'en est pas question dans les auteurs : toutefois, il est à présumer que, si la couche de bourgeons charnus ne s'est développée que sur une partie restreinte de l'albuginée, il n'en
résultera rien de fâcheux pour la glande; si, au contraire, le
testicule, après avoir été expulsé des bourses, est entouré
complètement par une coque de bourgeons de nouvelle formation, ces bourgeons vont s'organiser, et le parenchyme, altér

grâce à l'inflammation antérieure et à la constriction résultant de cette véritable rétraction cicatricielle périphérique, compromettra singulièrement l'intégrité fonctionnelle des tubes séminifères.

Notons les récidives quand le traitement est incomplet ou irrégulièrement suivi (Tédenat). A. Cooper en a vu quatre successives chez le même individu.

Le pronostic se basera aussi sur la mono ou la bilatéralité des lésions.

VIII

TRAITEMENT

Quelques mots suffiront sur le traitement, tant il est simple.

Le vrai, le grand remède ici, c'est l'iodure de potassium, associé ou non au mercure, suivant les cas : « L'iodure, dit M. Fournier, est le remède par excellence à opposer aux diverses formes du sarcocèle syphilitique, notamment aux formes hyperplasique et gommeuse. C'est à lui que sont dues ces guérisons surprenantes dont je vous ai entretenus, doublement surprenantes, et par l'intensité du résultat acquis, et par la rapidité de l'action thérapeutique. Dès la première semaine de traitement en général, déjà l'influence curative s'annonce d'une façon appréciable. Et dans les cas moyens, trois, quatre, cinq semaines au plus suffisent souvent pour rendre au testicule dégénéré et son volume normal et sa souplesse physiologique. »

Mais le mercure est loin d'être sans action sur le sarcocèle syphilitique. Dans le syphilôme secondaire (Tédenat), on emploiera la médication mercurielle, ou mieux la médication mixte. Souvent l'affection qui avait été peu influencée par le mercure seul, cède facilement dès qu'on donne en même temps l'iodure de potassium. « J'ai employé souvent, dit Tédenat, avec succès, surtout chez les syphilitiques dartreux, la liqueur de Donovan (solution iodo-arsenicale de mercure) à la dose de 1 à 4 grammes par jour, pris soit dans du lait, soit aux repas. Ce médicament, très peu employé en France, m'a rendu de précieux services chez les sujets débilités. »

C'est aussi l'avis de M. Fournier, qui pense que, réserve faite pour l'épididyme secondaire sur lequel il exerce une influence marquée, le mercure se montre ici très inférieur à l'iodure; il se montre d'autant moins puissant que la lésion est plus tardive, plus tertiaire, si l'on peut dire.

L'iodure suffit donc et suffit amplement, à moins que d'autres manifestations syphilitiques concomitantes n'exigent l'emploi de l'hydrargyre.

Cependant, il ne faut pas être exclusif dans l'emploi de l'iodure, car M. Reclus nous dit qu'il a vu trop souvent des sarcocèles syphilitiques, manifestation tardive d'une vérole ancienne, ne s'assouplir que lentement avec la médication iodurée, puis fondre, pour ainsi dire, sous ses yeux, lorsqu'on ajoutait des frictions hydrargyriques.

Nous ne voulons pas insister ici sur la rapide efficacité des frictions mercurielles, alors que le traitement ne peut être supporté à l'intérieur, ou que la rapide évolution des accidents ne permet pas d'attendre les effets d'une absorption intestinale souvent lente et à petites doses. C'est alors aussi que l'on pourra recourir, contre « les véroles fortes » surtout, aux injections sous-cutanées d'albuminate ou de peptone mercuriques. Pour éviter les accidents locaux que l'on observe souvent dans l'emploi de cette méthode (douleurs, abcès), M. Martineau (1) conseille la solution suivante :

Bichlorure de mercure. . . . . . 10 grammes.
Peptone Catillon 15   —
Chlorure d'ammonium pur. . . . 15   —

On ajoute :

Eau distillée. . . . . } âa. q. s.
Glycérine . . . . }

suivant le titrage à obtenir.

On peut ainsi injecter jusqu'à 10 milligrammes de sublimé avec une tolérance complète. Mais c'est là, nous le répétons, une médication d'exception, à employer seulement dans les cas de syphilis grave où il faut agir vite et fort, et encore, dans les cas où, pour une raison ou une autre, le traitement par les frictions ne peut être institué.

Mais comment faut-il administrer l'iodure de potassium? Les

(1) *Gaz. méd. de Paris*, 1881. Ricklin, *Inject. de pept. merc.*, 658-673.

doses ont ici une réelle importance, que Ricord déjà, et d'autres auteurs des plus compétents, après lui, avaient reconnue depuis longtemps. « Il m'est arrivé, dit M. Gosselin, de traiter des malades qui depuis longtemps prenaient 30 à 50 centigrammes d'iodure de potassium par jour, sans avoir aucune diminution dans leurs tumeurs, et d'obtenir la guérison dans l'espace de cinq à six semaines, en portant progressivement la dose à 4, 5 et 6 grammes. »

Secondaires ou tertiaires, les manifestations testiculaires devront toujours, quelles qu'elles soient, être traitées par l'iodure.

« En résumé, dit M. Reclus, il faudra d'ordinaire prescrire le traitement mixte, en commençant par 2 grammes d'iodure, un à chacun des principaux repas; on élèvera progressivement la dose de 50 centigrammes tous les deux ou trois jours, et l'on ne craindra pas d'arriver à 5 ou 6 grammes si la résolution ne s'affirme pas franchement, ou si elle éprouvait quelque retard dans sa marche. En même temps, surtout dans la syphilis jeune, le malade prendra 5 à 10 centigrammes de protoiodure de mercure. Peut-être serait-il mieux de remplacer ces pilules soit par un bain au sublimé corrosif, soit par des frictions quotidiennes, avec 3 ou 4 grammes d'onguent napolitain sur le scrotum ou la partie interne des cuisses. On ne négligea, d'ailleurs, aucune des précautions d'usage. »

Sous l'influence de cette médication, on verra en peu de temps les testicules hypertrophiés diminuer de volume par résorption de l'exsudat interstitiel; la glande reprendra sa souplesse et son volume habituels; les désirs vénériens reparaîtront; la sécrétion spermatique redeviendra possible. Sans doute, dans nombre de cas, il persistera par-ci par-là un ou deux noyaux que l'iodure sera impuissant à faire disparaître; c'est du tissu fibreux déjà organisé.

Il en sera de même pour les gommes, c'est-à-dire pour ces mortifications limitées que nous avons étudiées; une collection liquide est près d'ulcérer la peau, l'abcès va s'ouvrir; sous l'influence du traitement la fluctuation disparaît, déjà il n'y a plus qu'un peu d'empâtement, et enfin l'adhérence de la peau aux parties sous-jacentes indique seule la place ae-moin fois siégeait le mal. Dans les parties superficielles, scrotum et albuginée, cette apparition momentanée des gommes n'a pas grande importance ; mais lorsqu'il s'agit de gommes profondes, parenchymateuses, la nécrose aura porté aussi sur un certain nombre de tubes séminifères, qui sont morts à tout jamais : mais à l'entour de ce séquestre persiste peut-être un tissu sain ou qui pourra le redevenir sous l'influence de la médication : si les voies d'excrétion sont libres : la spermatogénèse va se refaire dans les tubes qui n'avaient pas été englobés dans la mortification.

L'abcès ouvert, la fistule, même lorsqu'elle persiste déjà depuis longtemps, sera rapidement modifiée, et la cicatrisation se fera à grands pas.

Enfin le fongus lui-même, superficiel ou profond, ne tardera pas à être modifié d'une façon heureuse; les bourgeons prendront une vigueur nouvelle; ils diminueront petit à petit, viendront bientôt à fleur de peau, et les téguments, allant se resserrant, vont recouvrir cette petite plaie, seule trace du champignon que l'iodure a fait disparaître en quelques semaines. Au point de vue de l'intégrité de la glande, nous pourrions répéter ici ce que nous avons dit tout à l'heure à propos des gommes ramollies ; l'iodure ne peut refaire des tubes séminifères quand ceux-ci ont disparu.

Dans le cas d'atrophie testiculaire, il est certain que l'on ne peut régénérer ce qui n'est plus qu'un simple moignon fibreux ; mais nous avons cité plus haut une observation de Fournier, dans laquelle le traitement rendit au testicule sclérosé son volume à peu près normal. A la vérité, c'est là l'exception, mais il faut s'attendre à de pareilles surprises, et ne pas, de parti pris, laisser de côté un traitement qui eût pu être efficace. « L'iodure de potassium, au lieu de diminuer les testicules, peut, en modifiant la santé générale, leur rendre ce qu'ils avaient momentanément perdu, » dit Ricord, protestant contre l'assertion de ceux qui accusent l'iodure de potassium de produire l'atrophie de la glande.

Voilà pour le traitement général.

Du traitement local nous ne dirons que peu de choses.

Et d'abord, lorsqu'il y a une hydrocèle, si l'épanchement est volumineux, une ponction est souvent indiquée pour mieux établir le diagnostic ; on arrive alors directement sur la glande, et la palpation n'est plus voilée par une couche épaisse de liquide. Mais s'il ne s'agit que de thérapeutique, la plupart du temps l'intervention est inutile, le traitement ioduré résorbe à la fois le néoplasme et la sérosité. En tout cas, si la ponction est jugée nécessaire, l'injection iodée n'est pas de règle, et après évacuation l'hydrocèle ne se reproduit pas (Reclus).

L'emploi des pommades iodurées, iodées, mercurielles, etc., n'a que peu d'action, et je crois, dit M. Fournier, que la routine seule en perpétue l'emploi. La compression, d'après le même auteur, n'aurait pas plus de valeur, elle lui a toujours paru dépourvue de toute influence résolutive ; elle est pour le moins inutile ; le mieux et le plus simple est de se borner à couvrir le testicule d'ouate et à prescrire l'emploi du suspensoir. M. Reclus, lui, semble cependant accorder un peu plus d'importance à la méthode compressive de Fricke.

Le séjour au lit ne serait pas absolument nécessaire.

Que fera-t-on d'un fongus ? On conseillait dans certains cas l'excision, l'abrasion, la cautérisation des masses exubérantes ; on employait le bistouri, le cautère, l'écraseur, le serre-nœud ; ou bien, lorsqu'il s'agissait d'hernie du testicule, on proposait la dissection habile de lambeaux scrotaux destinés à entourer de nouveau la glande échappée de ses enveloppes : c'est la méthode de Syme, d'Edimbourg. Mais, dans la plupart des cas, l'opération sanglante est inutile, et le traitement général suffit. Parfois cependant le granulôme persiste, ou sa disparition paraît trop lente. M. Reclus accorde que l'on peut, sans grand inconvénient, enlever les parties saillantes avec la ligature élastique, le fer rouge ou le bistouri.

En dehors de ces cas, pas d'intervention à main armée ; même lorsque la fonction est abolie, il faut toujours ménager au malade, crédule et confiant, ce qui pourra, à l'occasion du moins, lui servir encore de « testicule moral ».

BIBLIOGRAPHIE

Nous reproduisons ici la bibliographie indiquée par M. Reclus dans son récent ouvrage, en y ajoutant les ouvrages parus depuis, ou que M. Reclus n'a pas indiqués ; nous marquerons d'un astérisque les noms des auteurs que nous avons trouvés dans la littérature médicale.

Alby. — Orchite chronique ; Bull. Soc. anat., 1852, p. 27.

Astruc. — Traité des maladies vénériennes ; trad. franç. de Louis, 1777, liv. III, chap. IV, p. 143, 145, et liv. IV, p. 369.

Baerensprung. — Deutsche Klinik, 1858, n° 17.

Balme. — De l'Epididymite syphilitique. Thèse de Paris, 1876.

Bassereau. — Traité des affections de la peau symptomatiques de la syphilis, p. 447.

Bell (Benj.). — Traité de la gonorrhée virulente. Trad. de Bosquillon ; Paris, 1802, t. II, p. 190.

Bérard (A.). — Thèse de concours, 1836.

Bergh. — Om dem syphilit. testikelid. (Hospit. Tidende, n°s 9, 11, 1861.)

Berthole. — Union médicale, 1868, p. 57.

Bertrandi. — De l'Hydrocèle (fongus). Mémoires de l'Ac. de chirur.

Blache. — Orchite chronique ; Bul. Soc. anat., 1865, p. 96.

Blot. - Gaz. médic. de Paris, 1849, p. 899.

Bonnet (de Lyon). — Fongus du testicule. Gaz. des hôpit., 1849.

Bouisson. — De l'Orchite rhumatismale. Tribut à la chirurgie, t. II.

Boursier. — Etude sur les hydrocèles symptomatiques. Th., Paris, 1880, p. 47 et 99.

Boyer. — Traité des maladies chirurgicales ; 4e édition, 1831, t. X, p. 258.

Boyer (Philippe). — Testicule syphilitique. Gaz. méd., 1840, p. 754.

Brandy Cooper. — London medical Gazette, 1849, p. 268.

Brissaud. — Etude anatomique sur deux cas d'orchite syphilitique scléro-gommeuse. Progrès médical, 1881 (2, 9 juillet et suivants).

Broca P. — Bull. de la Soc. de chirur., t. IX, p. 428 (discus. sur le fongus).

Ro.

* **Broca A.** — Gazette hebd., 1883, n° 11. Obs. de syph. testicul. bilatér. avec gomme épididymaire ou funiculaire.

Bryant. — Med. Times and Gazette, 1863, t. II. p. 614.

* **Bumstead.** — On venereal Diseases, 3ᵉ édition.

Callisen. — Systema chirurgicæ hodiernæ (Fongus), t. II, p. 145

Calvo. — De l'Albuginite syphilitique. Th. Paris, 1854.

Canton. — Trans. of the path. Society, vol. XII, p. 162.

Castelnau (de). — Des engorgements syphilitiques des testicules. An. des mal. de la peau de Cazenave, 1843, t. I, p. 193, 296, 321.

Cooper (Astley). — Diseases of the testis. London, 1835, p. 135, et Œuvres chirurgicales; trad. française par Richelot et Chassaignac. Paris, 1837, p. 456.

Cornil. — Gomme du testicule. Bul. Soc. anat., 1861, p. 440.

Cornil et Ranvier. — Gommes. Hist l. pathol., p. 189 et 1099.

Cullerier (M.-A.). — Précis iconographique des maladies vénériennes, 1866, p. 428 à 436.

Curling. — Traité pratique des maladies du testicule, etc., traduit et annoté par L. Gosselin. Paris, 1857.

Cruveilhier. — Traité d'anatomie pathologique générale, t. IV.

De Meric. — Fungus of the testicle in syphilis. The Lancet, march 19, 1859.

Desprès. — Diagnostic des tumeurs du testicule. Th., Paris, 1861.

Desprès. — Bull. Soc. de chirur., 1875, p. 147.

Deville. — Fongus et hernies des testicules. Moniteur des hôpitaux, 1853.

Diday. — Exposition pratique et critique des nouvelles doctrines sur la syphilis, p. 495, 1858.

Diemlafoy (de Toulouse). — Fongus bénin du testicule. Clinique médicale de l'Hôtel-Dieu de Toulouse.

Drom. — De l'Epididymite syphilitique. Arch. génér. de méd., 6ᵉ série, t. II, p. 513, 724, nov. 1863.

Duplay. — France médicale, 1876, p. 172.

Dupuytren. — Leçons orales, t. IV, p. 236.

* **English (Dʳ), de Vienne.** — Article *Hoden* in *Real Encyclopædie der gesammten Heilkunde*, 1881.

Falme. — Maladies vénériennes, p. 66 et suivantes.

Follin. — Traité de path. externe, t. I, p. 706

Fournier. — Gommes du tissu cellulaire. Progrès médical, 1874.

Fournier. — Du Sarcocèle syphilitique. Annales de dermatologie, 1875, t. IV, p. 224.

Fournier. — Du Sarcocèle syphilitique. Extrait du Mouvement médical, Delahaye, 1875.

Galesco. — De l'Orchite chronique. Th. Paris, 1877.

Gay. — De l'Orchite. The Lancet, 19 janvier 1876, p. 276.

Gosselin. — Annotations à la traduction de Curling.

Gosselin. — Clinique chirurgicale de la Charité, 3⁰ édition, 1879.

Gosselin. — France médicale, mars 1875.

Gosselin. — Mémoires sur les oblitérations des voies spermatiques. Archives génér. de méd., 1847 et 1853.

* **Gosselin.** — Comptes rendus de l'Acad. des sciences, n⁰ 14 (2 avril 1883). Rapport pour le concours du prix Godard, p. 930.

' **Gosselin et Walther.** — Article *Testicule*, du Nouveau Dict. de méd. et de chirur. pratiques, t. XXXIV.

Goyrand (d'Aix). — Fongus du testicule. Revue médicale de Malgaigne. 1849.

Guersaut. — Bul. Soc. chirur., t. IX, p. 480, 1859.

Hamilton. — Essay on syphilitic sarcocele. Dublin, 1840.

Hardy. — Etude sur les inflammations du testicule. Th. Paris, 1860.

Hélot. — Sur le testicule syphilitique. Journal de chirur. de Malgaigne, 1846, p. 103 et 129.

Hennequin. — Du Fongus bénin du testicule. Th. de Paris, 1865.

Hennig. — Jahrbuch für kinderkrankheiten, 1872.

Henoch. — Soc. méd. de Berlin. Berlin, Klin. Wochensch, 1877, n⁰ 33, p. 483.

Holmes. — A System of surgery. London, 1871, 2⁰ édit., t. V.

Huber. — Zur Casuistik der orchitis gummosa. Archiv. für klinische medicin, VI, p. 104, 1869.

Hunter (John). — Œuvres complètes, trad., 1841. — De la gonorrhée. p. 221.

Hunter. — Traité de la maladie vénérienne, trad. Richelot, 1859.

Hutchinson. — Testicule syphilitique. Med. Times and Gazette, 1878, vol. II, p. 707.

Hutinel. — Etude sur les lésions syphilitiques du testicule chez les jeunes enfants. Revue mens. de méd. et de chirur., 1878, p. 107.

Jarjavay. — Fongus bénin du testicule. Bul. de la Soc. anat., 1850, p. 150.

Jarjavay. — Mémoire sur les fongus du testicule. Arch. génér. de méd., t. XX, 1849.

Jarjavay. — Bull. Soc. chirur., 1859, t. IX, p. 420.

Jarjavay. — Fongus du testicule. Bull. Soc. chir., 1865.

Jullien. — Traité pratique des maladies vénériennes, p. 774 et 296.

Kocher. — Handbuch der allgemeinen und speciellen Chirurgie von Pitha und Billroth. B. III, abth. II, S. 293, B. 1871-75.

Lancereaux. — Traité historique et pratique de la syphilis. Epididymite syphilitique, p. 152, et Orchite syphilitique, p. 219.

Lawrence. — On fungus of the testes. Edimbourg medical Journal, 1808, et in Deville, *loc. cit*.

Lebrun. — Du Sarcocèle syphilitique. Th. Paris, 1855.

Lejeal. — Du Sarcocèle syphilitique. Th. Paris, 1855.

Letenneur et Ranvier. — Bull. Soc. anat., juin 1862.

Lewin. — Berlin, Klin. Wochensch, nᵒˢ 2, 3 janvier 1876.

Lewin. — Studien über Hoden (Deutsche Klinik, nᵒ 24, 1861 et Canstatt's Jakresbericht, 1861).

Lhonneur. — Tumeur gommeuse du cordon. Soc. anat. 1856.

Lorenzo. — Fungo benigno del testiculo in rapporto alla sifilide generale (Gior. ital. d. mal vener., p. 260), 1875.

Macnamara. — Ponctions du testicule dans l'orchite. The Lancet, 1877, vol. J, p. 50.

Maisonneuve et Montanier. — Traité pratique des maladies vénériennes, p. 326.

Malassez et Reclus. — Arch. de physiol., nov. et déc. 1881.

Malgaigne. — An. chirurgic. Cordon spermatique, p. 37.

Malgaigne. — Sarcocèle syphilitique. Gaz. des hôpitaux, 1845, p. 397.

Melchior Robert. — Nouveau traité des maladies vénériennes, p. 610.

Minière. — Symptômes et diagnostic de la syph. du testicule. Th. Paris, 1881.

Monod et Terrillon. — Essai sur le lymphadénome du testicule. Arch. génér. de méd., juillet et sept. 1879.

Moutier. — Etude sur le fongus bénin du test. Th. Paris, 1873.

Négrié. — Orchite chronique Bull. Soc. anat., 1862, p. 220.

Nélaton. — Eléments de path. chirur., 1859, t. V, p. 545.

Nélaton. — Gazette des hôpitaux, 1852, et Ann. des maladies de la peau, t. IV, p. 218, 1851. — Leçon sur le sarc. syphil., recueillie par Triquet et Trélat.

Nepveu. — Mémoires de chirurgie. Gomme du testicule, p. 495 et Fongus bénin.

North. — Medical Times and Gazette, 1862, t. I, p. 403.

Nottin. — Fongus du testicule. Bull. Soc. anat., 1866, p. 356.

Obédénare. — Bull. Soc. chir., 1875, p. 147.

Olivier. — Fongus bénin. Bull. Soc. anat., 1867, p. 719.

Petit (J.-L.). — Maladies chirurgicales (fongus), p. 737.

Petit-Radel. — Cours de maladies syphilitiques, t. I, p. 241.

Pott. — Tomes II, p. 187.

Pozzo di Borgho. — Du Fongus bénin du testic. Th. Paris, 1874.

Reclus. — Orchite chronique. Th. Paris, 1876. (Tubercule du testicule.)

Reclus. — Fongus syphilitique. — Gommes supp. du testicule. Bull. Soc. anat., 1881.

Reclus. — Fongus syphilitique. Gaz. hebd., août 1881.

* **Reclus**. — Du Fongus bénin du testicule. Gaz. hebd., 1883, nᵒ 2.

* **Reclus**. — De la Syphilis du testicule. Paris, 1882, avec 6 planches.

* **Remy (Ch.)**. — Note histol. sur un cas d'orchite interst. traumatique terminée par un fongus bénin. Journal de l'anat. et de la phys., 1879.

Reynier. — Sarcocèle gommeux. Arch. gén. de méd., avril 1879.

* **Reynier**. — Revue bibl. Arch. gén. méd., mai 1882.

* **Ricklin**. — Injec. de pept. merc. Gaz. méd. Paris, 1881, 658-673.

Ricord. — Testicule syphilitique. Traité pratique de l'inoculation appliquée à l'étude des maladies vénériennes, p. 640, 1838.

Ricord. — Bull. gén. de thér., p. 218, 1840.

Ricord. — Gaz. des hôpitaux, p. 502, 577, 1845.

Ricord. — Des affections vénériennes du testicule. Journal de chirur. de Malgaigne, t. I, p. 161, 1843.

Ricord. — Traité de la maladie vénérienne de Hunter, traduction de 1859. Sarcocèle syphilitique, addition de Ricord, p. 651.

Ricord. — Clinique iconographique de l'Hôpital des vénériens.

Rollet. — Recherches sur la syphilis, 1861, p. 483.

Rollet. — Mémoire sur le sarcocèle fongueux syphilitique. Lyon, 1858.

Rollet. — Sarcocèle fongueux syphilitique. In Recherches cliniques et expérimentales sur la syphilis, 1861.

Rollet. — Traité des maladies vénériennes, 1865. Epididymite, orchite et fongus, p. 878 à 888.

Roux. — Art. Testicule. Diction. en 30, t. XXIX, p. 512.

Sabatier. — Sur la cure de l'hydrocèle. Mém. de l'Ac. de chir., t. V, p. 670.

Sée (Marc). — Fongus syphilitique double, guérison. Gaz. hebd., 25 avril 1879.

Simon (fils). — Des Maladies vénériennes et de leur traitement homéopathique, 1860, p. 568.

Simonet. — Fongus syphilitique. Gaz. des hôpit., 1867, p. 230.

Sistach. — Note sur une nouvelle espèce de fongus parenchymateux. Gaz. méd. de Paris, 1867.

Sunter. — Sarcocèle vénérien. An. des malad. de la peau de Cazenave, 1845, t. II, p. 156.

Syme. — Contributions of the pathology and practice of surgery, 1844.

Swédiaur. — Traité des maladies vénériennes ou syphilitiques, t. I, p. 142.

Tanturi. — Epididimiti secondana e gommosa. Giorn. it. delle mal. ven., 1872, p. 109.

* **Tédenat.** — Montpellier médical, 1881, juillet, décembre. Etude sur les affections syphilitiques du testicule.

Tenore. — Il fungo benigno del testi e la sifilide constituzionale. Napoli, 1863.

Terrillon. — Gomme suppurée du testicule. Progrès médical, 21 février 1878.

Velpeau. — Art. Testicule. Dict. en 30, t. XXIX, p. 484.

Venot. — Du Sarcocèle syphilitique. Th. Paris, 1858.

Verneuil. — *Article* Aine du Dict. encycl. des sc. méd., t. II, p. 28.

Vidal (de Cassis). — Traité de pathologie externe et de médecine opér., 2º édition, t. V, p. 163.

Vidal (de Cassis). — Du Sarcocèle syphilitique. — Ses effets sur le testicule et la virilité. Mém. Soc. chirur., 1851, t. II, p. 92.

Vidal (de Cassis). — Testicule vénérien. Gaz. des hôp., 1845, p. 82.

* **Villeneuve.** — Fongus bénin du test. Gaz. hebd., 1883, n° 6.

Virchow. — Syphilis constitutionnelle. Trad. franç. Paris, 1859, p. 73.

Virchow. — Pathologie des tumeurs. Trad. franç. Paris, 1869, t. II, p. 385 et suivantes et 424 et suiv.

West. — Sur le Fongus syphilitique du testicule. Dublin Quaterly Journal of med. sc., nov. 1859.

Wilks. — Transact. of the path. Society; vol. X, p. 210, vol. XII, p. 216, et Guy's Hosp. Report, sér. III, vol. IX, p. 55.

Zeissl. — En Fall von hochgradiger verciterder und luxurirender sarcocele syph., etc. — Vierteljasch. f. Derm., 1875, p. 137.

* **Zeissl.** — Lehrbuch für Syphilis, 1882.

TABLE DES MATIÈRES

Paris. — Imprimerie de Ch. Noblet, 13, rue Cujas.

9096. — Paris. Imprimerie de Ch. Noblet, 13, rue Cujas. — 1883.